はなしシリーズ

発ガン物質の
はなし

酒井 弥 著

技報堂出

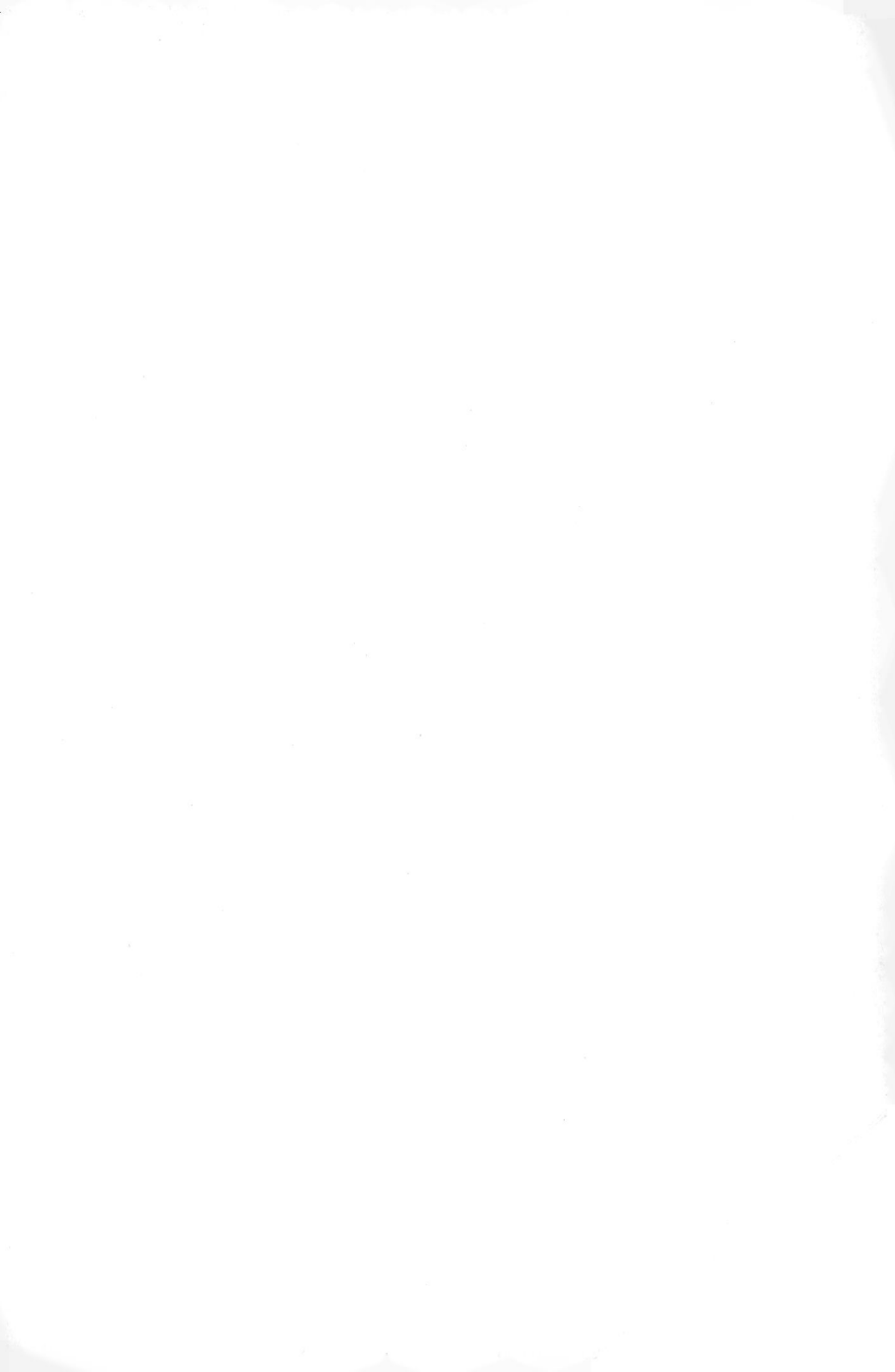

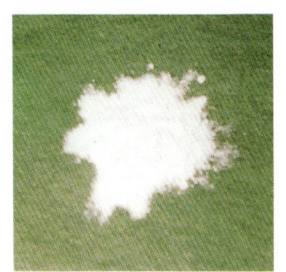

口絵2 Trp-p-1

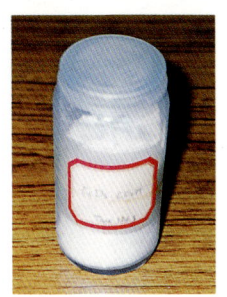

口絵1 ベンゾ〔a〕ピレン

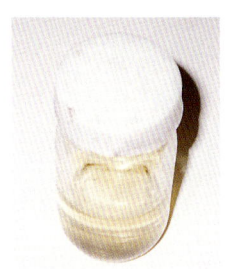

口絵4 N-ニトロソジメチルアミン

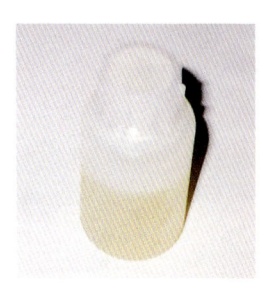

口絵3 ジイソプロパノールニトロソアミン

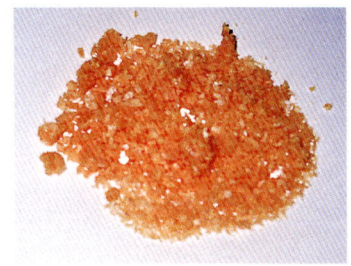

口絵6 N-メチル-N'-ニトロ-N-ニトロソグアニジン

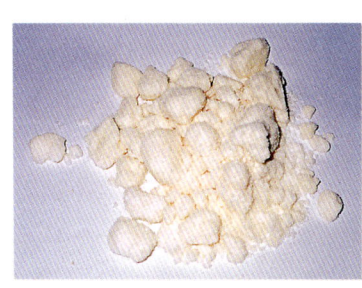

口絵5 N-メチル-N-ニトロソウレア

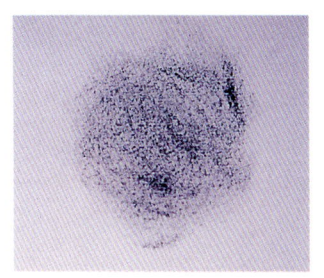

口絵8 排ガスからフィルターで分離された発ガン性縮合多環炭化水素

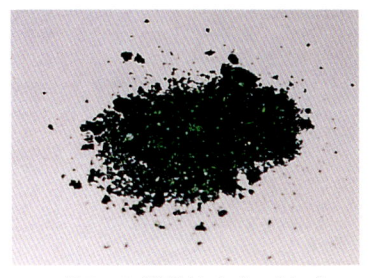

口絵7 アゾ染料(トリパンブルー)

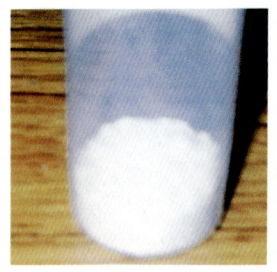

口絵 10 アフトラキシン G

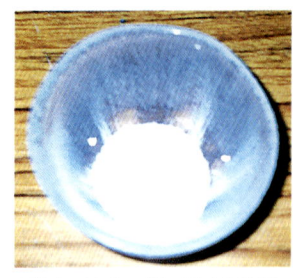

口絵 9 ジベンゾ[a,h]アクリジン

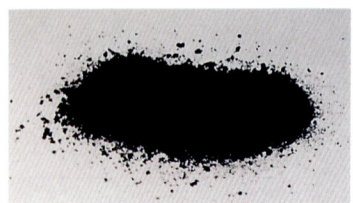

口絵 12 ワラビ粉末

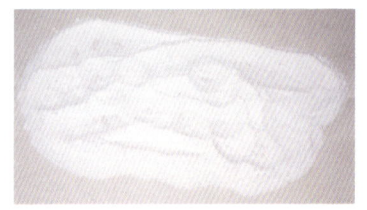

口絵 11 アスベスト

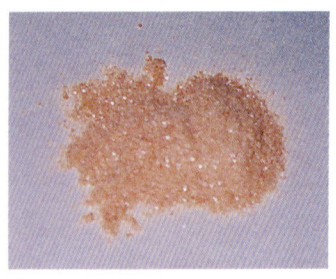

口絵 14 4-ニトロキノリン-N-オキシド

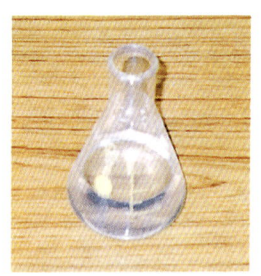

口絵 13 アクリロニトリル

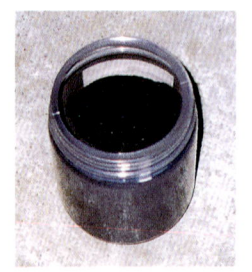

口絵 16 合成発ガン物質のサンプル

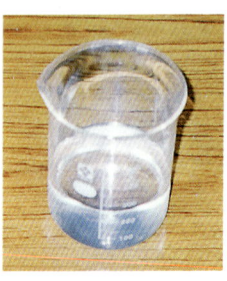

口絵 15 PCB

はしがき

　制ガン剤に関する情報は、マスコミを通して世の中にあふれ、文献や書物としても漢方関係や民間療法も含め山ほどでている。しかし、その大部分は一時的なブームで終わったり、いつの間にか忘れられたり、結局は効果がなくて消え去るものがほとんどである。厳密な研究体制を基本とした西洋医学でも、その例にもれない。

　一方、制ガン剤の対岸にある発ガン物質に関しては、ただ漠然とした知識だけで、系統化された書はあまり見あたらない。その理由を考えてみると、発ガン物質の多様性と複雑さにあると思われる。正確にテストすると、化学物質の一割は多かれ少なかれ発ガンの疑いがあるといわれており、発ガン物質は莫大な数になる。しかもわれわれの生活の至る所に入り込み、接触の機会が多くなっている。このように、種類が多いこと、発ガンの強さに大きな差があること、検査に時間を要すること、新規のものが次々に見つかること、などが発ガン物質の整理整頓を困難にしていると思われる。

　さらに発ガン物質は、他の有害物質とは違い、体内に入ってから発症するまで、長いもので数十年という類（たぐい）もあり、一見初期には何の毒性症状を現さなくても、時間の経過とともに牙をむくという不気味さと怖さがある。近年、発ガン物質は、衣食住の材料としてあらゆる所に使用され、そ

の量も増えている。最近は、日本人の胃ガンの発症が下降気味の反面、肺ガンや大腸ガンなどは急カーブで増えている。生活様式の西洋化により、特有の発ガン物質に接する機会が多くなったためである。脂肪分の多い食生活、密閉型の住環境が日本人古来の体質を変えてしまったのである。

発ガン物質は、生活のあらゆる所に潜んでいる。天然物としては、各種の金属、例えばクロム酸カリウム、各種の微生物、動植物の生産物質、例えばアフラトキシン、ルテオスカイリン、ワラビ、サイカシン、そして食物の調理（加熱）で生ずる物質 Trp-p-1 などがある。人工的な発ガン物質としては塩化ビニルなどの工業薬品、農薬、マイトマイシンなどの医薬品、2,4-ジアミノトルエンなどの化粧品添加物、AF2などの食品用防腐剤など日常生活に深く関わっているものが多い。

本書で述べる「発ガン物質」は、とくに強力で、動物実験でも必ずガンを生ずると証明された化学物質にしぼって記載している。記載したものはもちろん、それに類似したものが身近にあれば一刻も早く取り除き、監視を怠らないよう努力することが第一である。そして、安全、安心、アメニティの3Aを基本にした生活環境づくりが急務である。その意味で本書が少しでもその手助けになることを願っている。

  2001年6月   酒井 弥

「発ガン物質のはなし」もくじ

1 発ガンの歴史　1
2 ガンと微生物による疾患　5
3 食品の熱分解によって生ずる発ガン物質　7
4 化石燃料の燃焼による発ガン物質の生成　9
　　ベンゾ[a]ピレンの発ガン機構　11
5 発ガン物質　15
　　発ガンの過程　16
　　イニシエーション　16
　　プロモーション　16
　　発ガンとDNA　17
　　突然変異　18
　　発ガンと突然変異　19
5-1　N-ニトロソ化合物　21
　　ニトロソアミン類　22
　　ニトロソウレア類　31
　　ニトロソグアニジン類　34
5-2　アゾ色素　37
5-3　縮合多環炭化水素　41
5-4　天然発ガン物質　49
5-5　ワラビの発ガン物質　54
5-6　その他の発ガン物質　56

6　ダイオキシン，PCB の発ガン性　93
7　胃の中での発ガン物質の生成　97
8　放射線と発ガン　101
9　タバコの煙に含まれる発ガン物質ニトロソアミン類　105
10　環境汚染物質中の発ガン物質　107
11　大気および水道水中の発ガン物質　109
12　野菜・果物による発ガン物質の抑制　113
13　有機塩素系農薬中の発ガン物質　115
14　除草剤中の発ガン物質　117
15　ガンの初期症状　119
16　発ガン物質の摂取許容量　121

関連用語解説　125

文　　献　138

索　　引　141

おわりに　147

はじめに

WHO（世界保健機関）によると、ヒトのガンの 70〜90 % は、環境中の化学物質が原因とされている。これらを我々は、日常生活を通じて体内に取り込んでいるのが現状であり、この中には多数の発ガン物質が含まれている。これらの環境中の発ガン化学物質によるガン発生以外には、紫外線、放射線、ウイルス、活性酸素、遺伝、免疫系の要因などによる発生がある。

文明が進むにつれて、我々人類が使用する化学物質は飛躍的に増大し、今や生活のあらゆる所で使用せざるをえなくなってきている。化学物質は生活を豊かにし、文明を支えた反面、ヒトのガンの最大の原因になっており、現在のところ化学物質とガンとの因果関係を疑う余地はない。

試験研究された約 10 000 種の化学物質のうち、発ガン性が認められたのは 1 000 種ほど、すなわち化学物質の約 1 割に発ガンの可能性があるという誠に驚くべき結果も報告されている。これらの発ガン物質の起源は、

① 自然界から由来するもの：マイコトキシンなどの菌の生産物質やピロリジンアルカロイドなどの植物成分、アフラトキシン類、
② 有機物の熱分解や不完全燃焼によって生ずる物質：縮合多環炭化水素、
③ 化学工業製造過程で副生成物として生産されるもの：4

-ニトロキノリン-N-オキシドなど、
④ 環境中での予想外の化学反応により生ずる化学物質：第2級アミンと亜硝酸との反応で生成されるニトロソアミンやニトロソウレタン類、
⑤ 化学合成研究の際に合成された新規の化学物質：ニトロソグアニジンやメチルヒドラジン類、
⑥ 各種の色素類、

に大別できる。本書では、この中でとくに発ガン性の強い物質について述べる。

1 発ガンの歴史

　ガンについては、古くギリシャの医者ヒポクラテス（紀元前460〜375）による記載があるといわれ、最もやっかいな病気として人類の歴史とともに続いてきた。

　1775年、イギリスの外科医Pottが煙突掃除人の陰のうガンの原因が煤によることを報告した。これが発ガン機構についての科学的記載の最初といわれる。この観察により、初めて環境中の化学物質とガンとの発生関係が指摘された。その後、わが国の山極、市川両博士は、タールをウサギの耳に塗ることによりガンを人工的につくることに成功した。これが1915年のことであった。これをうけ、イギリスの病理学者Kennawayは有機化学者Cookの協力を得て、タール中の発ガン物質としてベンゾピレンを1933年に抽出した。しかし、この物質がどのようなステップを経てガンを引き起こすかは謎であった。ベンゾピレンについてさまざまな代謝物質が明らかにされたが、1974年にSimaらによってベンゾ[a]ピレン-7,8-ジオール-9,10-エポキシドが究極発ガン物質であることが明らかになった。

　最初に明らかになったベンゾピレンは、強い発ガン性をもち、実験動物では100%確実にガンをつくることがわかった。たとえば、1gのベンゾピレンで100 000匹のマ

1 発ガンの歴史

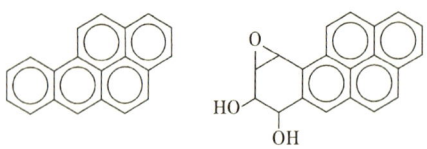

図1 ベンゾピレン(左)とベンゾ[*a*]ピレン-7,8-ジオール-9,10-エポキシド(右)の構造

ウスにガン細胞をつくることができる。これは、食物、飲料、煙草などの嗜好品のほか、排気ガスや煤煙などを通じて環境中に広く分布することから、ヒトのガンの原因物質の一つとされている。

しかし、不思議なことに、ベンゾピレンに対し構造がわずかに異なるピレンには発ガン性はほとんど見られない(図2)。同じ実験動物を用い、同じ投与法で等量与えてもこのように大きな差がでるのは、明らかに化学物質のもつ何らかの性質が細胞のガン化に決定的で重要な意味をもっていることを示している。本書では医学的立場ではなく、化学構造と発ガン物質について総括することにする。

発ガン性化学物質には、特殊な酵素により活性化される芳香族炭化水素、芳香族アミン、アフラトキシン、アルキルニトロソアミン類など強力な発ガン物質がある。また、4-ニトロキノリン-*N*-オキシドやマイトマイシンのように別の酵素で活性化されるものもある。

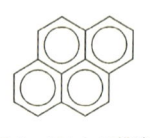

図2 ピレンの構造

さらに、ニトロソグアニジンなどアルキル化合物の中には、活性化されずに発ガンへの道をたどるものもあり、その過程は予想以上に複雑である。

2 ガンと微生物による疾患

　一般に病気といえば、細菌やウイルスによって発病するものであり、その原因となる細菌やウイルスを取り除くか死滅させれば、細胞は元に戻って元気になり、病気は治り健康体になる。

　しかしガンの場合は、細胞本来の性質、すなわち遺伝情報が正常な情報からガン情報という特殊な情報に変化してしまう点でほかの病気とは異なる。細胞がガンになるための刺激に相当するのが発ガン物質であり、一般の病気の細菌やウイルスに相当する。しかし、大きな違いは、いったんガンになると、もう発ガン物質は存在しなくとも、ガン細胞は増殖することである。

　正常な細胞がガン細胞に変化するというのは、まったくやっかいなものであり、人間社会の無法者のように法律を無視し、秩序を乱し、他との協調や妥協を拒否して、我が道を勝手に進むものと考えてよい。つまり、ガン細胞は、組織としての統制から分離してわがままに行動する細胞の異端児である。たとえば、肺の細胞の一部がガン細胞に変化すると、元来の肺細胞の機能である酸素吸収作用は、一切忘れてまったく別の行動をとり、肺の機能を果たすどころか、他の正常な肺細胞もガン細胞に引っ張り込み、身体

2 ガンと微生物による疾患

全体に転移してガン化する。そして、最後には必ず死に至らしめる。

ただ、細菌の中にもガンとの関連が疑われるものがある。ヘリコバクター ピロリ菌がその一つで、強酸性の胃には細菌がいないという定説を覆したのが B. マーシャルである。1982年のことであった。ピロリ菌が胃に住んで胃潰瘍の原因となり、さらに胃ガンになることを培養で証明したのが2年後のことである。ピロリ菌は、成長が遅いので、動物実験では病原性が証明できなかったが、自分自身でピロリ菌を飲んで胃潰瘍になることを実証した。その後、1986年には胃潰瘍からさらに胃ガンになることを動物実験で証明した。

発ガン物質による正常細胞ガン化のメカニズムは、まだ完全に解明されてはいない。その解明の難しさは、ガン化が細胞の遺伝情報の銀行ともいえる DNA と関係しており、分子レベルの問題だからである。さらに、発ガンという現象が細胞の本質である進化、分化、突然変異、増殖、加齢などと深く関係しているからである。

3 食品の熱分解によって生ずる発ガン物質

多くの食品の成分の中で、植物油、デンプン、リソゾーム、ヒストンなどを熱分解したとき生成される物質の突然変異原性を調べた結果、リソゾームなどのタンパク質の熱分解により強力な突然変異原性を示す物質が確認されている。そこで、タンパク質を構成する数多くのアミノ酸を別個に熱分解し、生成物の突然変異原性をチェックしたところ、すべてに多かれ少なかれ突然変異原性が認められた。その中でとくに強力なのは、トリプトファン、グルタミン酸、セリンの熱分解生成物であった。トリプトファンを熱分解して得られるタール状の物質をクロマトグラフィーなどで繰り返し分画、分離、精製した結果、2種類の強い突然変異原性を示す物質が結晶として得られた。これが Trp-p-1、Trp-p-2 で、図3に示すような構造式をもつ[1), 2)]。

同じように、グルタミン酸の熱分解生成物からは、Glu-p-1、Glu-p-2 という強力な突然変異原性を示す物質が分

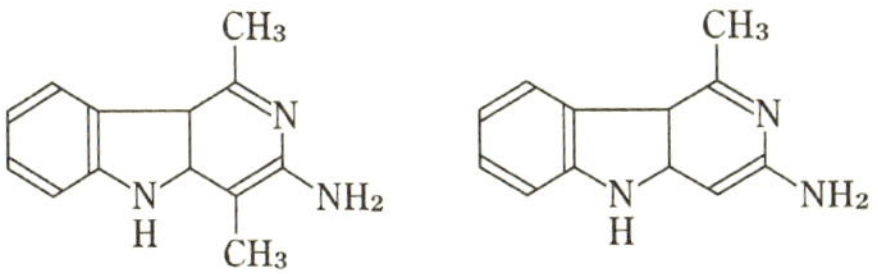

図3 Trp-p-1(左)と Trp-p-2(右)の構造

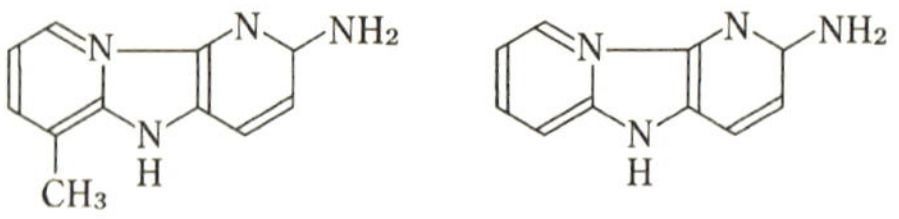

3 食品の熱分解によって生ずる発ガン物質

図4　Glu-p-1(左)とGlu-p-2(右)の構造

離され、構造式も決定された(図4)。

Trp-p-1などは、現在までに知られている環境に存在する物質の中で最も強力な突然変異原性を示す。今後さらに食品の熱分解生成物の中から強力な突然変異原性を示す物質が見つかり、単離されて構造が明らかになるかもしれない。

これらの突然変異原性を示す物質のうちで、たとえばTrp-p-2は、比較的不安定で亜硝酸で簡単に分解される。亜硝酸は、野菜中に含まれる亜硝酸塩と酸性で発生する。つまり、焼き肉を野菜も一緒に摂取することは理に適っていることになる。また植物の中に含まれている酵素にもTrp-p-2を失活させる能力がある。キャベツ、ダイコン、ナスなどにこれらの酵素が多い。焼きサンマにダイコンおろしが添えてあるのも単に味覚だけでなく、奥深い人間の直感があったのかもしれない。

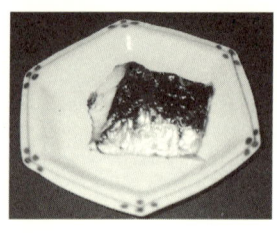

写真1　魚の焦げに含まれる発ガン物質

4 化石燃料の燃焼による発ガン物質の生成

　化石燃料を燃焼させた場合、どのような反応により発ガン物質が生成されるかは、まだ完全には解明されていない。しかし、多環芳香族炭化水素(ベンゼン環を単に多く有している炭化水素)の生成については、ラジオアイソトープ^{14}Cでマークされた物質を燃焼させ、その中間体を固定したり、分離することにより大まかに推定されている。縮合多環炭化水素〔ベンゼン環(2つまたはそれ以上)がそれぞれ2個(ときにはそれ以上)の原子を共有し複雑にからみあっている炭化水素〕の一つであるベンゾ[a]ピレンの生成反応を図5に示す。各種の中間体が数多く関与する。

　たとえば、ベンゾ[a]ピレンの生成に関しては、図5から明らかなように中間体の数が多いほど、またその中間体が安定なほど、生成率は高い。家庭用プロパンの燃焼によってもごく微量ながらベンゾ[a]ピレンの生成は知られており、その場合、脂肪族炭化水素(ベンゼン環をもたない炭化水素)よりも芳香族炭化水素(ベンゼン環をもっている炭化水素)を燃焼させたほうがベンゾ[a]ピレン生成の割合が高いことは図からも明らかである。また、ガソリン中の芳香族炭化水素の含有量が多いほど排気ガス中のベンゾ[a]ピレンの排出量が増すこともわかっている。また、芳香

4 化石燃料の燃焼による発ガン物質の生成

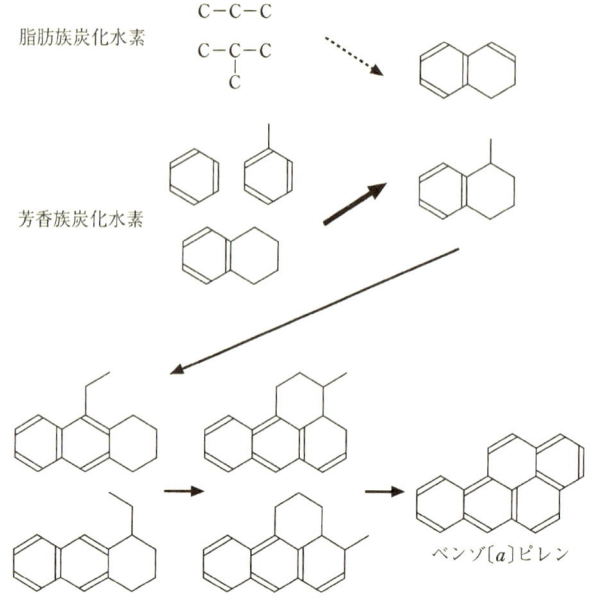

図5 ベンゾ[a]ピレンの生成反応

族炭化水素の含有量の多い順としては石炭、石油、天然ガスであるが、燃焼ガス中の発ガン物質の量もこの順である。

さらに、燃焼条件としては酸素を含まない還元雰囲気での燃焼のほうが、酸素を有する酸化雰囲気での燃焼よりも発ガン物質の生成ははるかに多い。それは、還元雰囲気中では多くの中間体が比較的安定に長く存在できるからである。ガソリン車でも酸素不足の不完全燃焼排気ガス中にはベンゾ[a]ピレンが含まれ、ディーゼル車の不完全燃焼による黒煙の中にはかなりの量の発ガン物質が検出されてい

る。

　石炭を燃料として使用した場合、多量の空気を使った完全燃焼と、家庭用暖房の小さな煙突での不完全燃焼では、発ガン物質の生成量に大きな差がある。18世紀の終わりにイギリスで煙突掃除人にガンが多発したのも、石炭の不完全燃焼物である煤の中に多量の発ガン物質が含まれていたからである[3), 4)]。

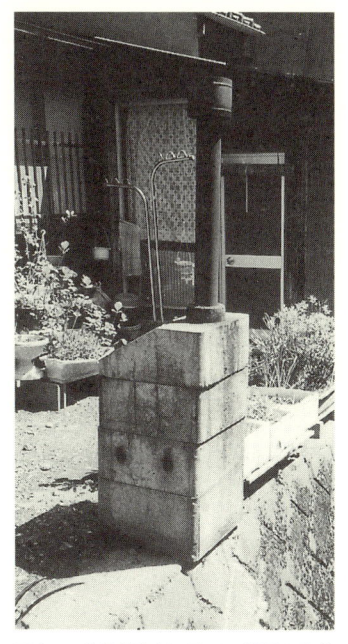

写真2　簡易燃却炉は発ガン物質を発生しやすい

ベンゾ[a]ピレンの発ガン機構　　発ガン物質により、いったん細胞がガン化すると遺伝情報が変化し、その変化情報により永久にガン細胞だけが増殖を繰り返す。発ガン物質が細胞の遺伝情報の源であるDNAに作用するには、それなりの反応基をもつ必要がある。ところがベンゾ[a]ピレンは、安定な物質で、まったく反応性に乏しい物質である。したがってベンゾ[a]ピレンが直接DNAと反応して作用することは不可能である。途中に活性化を起こす物質が存在し、それによって初めてベンゾ[a]ピレンが

4 化石燃料の燃焼による発ガン物質の生成

反応し中間体となり、それが DNA と結合すると考えられてきた。実際、その活性化する物質が組織内に存在する酵素であり、中間体がジオール体であった。この物質が DNA とよく反応して結合体をつくることがわかってきた。不思議なことに、ベンゾ[a]ピレンと構造の類似したジベンゾ[a,c] アントラセンに発ガン性は見られない。酵素の作用によりつくられた中間体の(＋)7,8-ジオール-9,10-エ

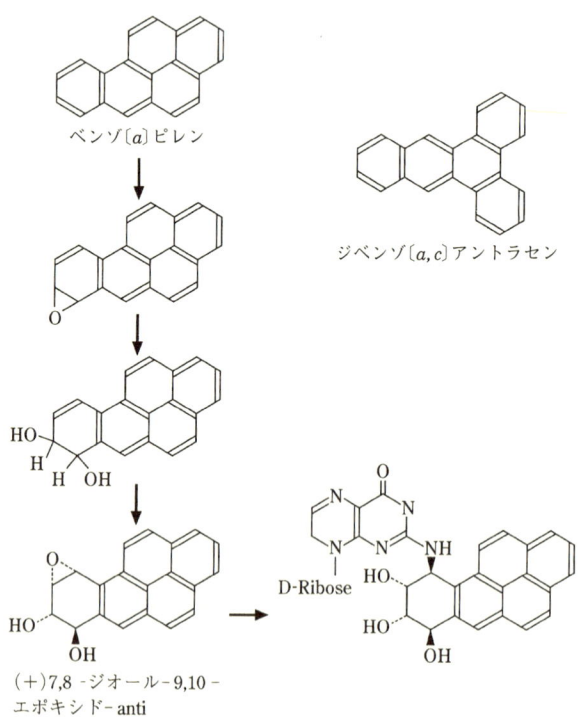

図6 ベンゾ[a]ピレンの中間体

ポキシドーanti は、動物細胞に対して強い突然変異性を示す。RNA と結合して図6に示すような構造式をもつ物質が単離されている。これは、核酸中のグアノシン残基のアミノ基と結合したものである[5]。

ほかの縮合多環炭化水素のうちで、発ガン性のあるものは、代謝中間体として類似のジオールエポキシドが検出されている。したがって、DNA にこのような形で縮合多環炭化水素が結合すると、生体内での修復は、ほぼ不可能になる。それが遺伝情報の変化につながり、ガン細胞だけが

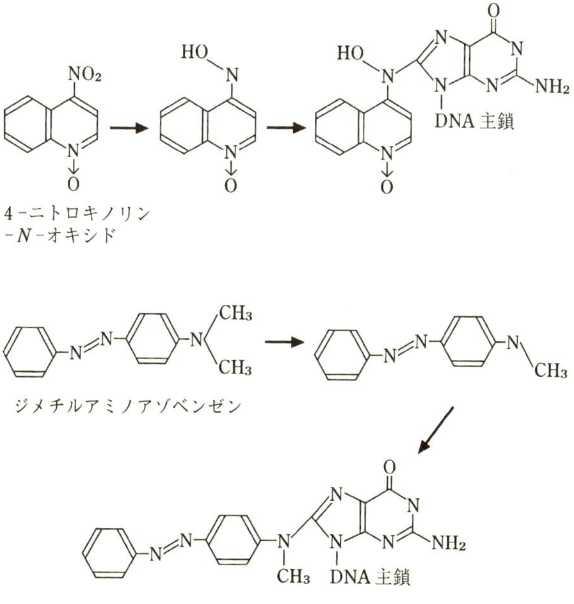

4-ニトロキノリン
-N-オキシド

ジメチルアミノアゾベンゼン

図7 発ガン物質と DNA 主鎖の縮合体

4 化石燃料の燃焼による発ガン物質の生成

増殖するという結果になる。

　ほかの発ガン物質についても、アルキル化合物、アゾ色素、ニトロソアミンなどを含めて、酵素による活性化で代謝中間体が核酸と結合することにより発ガンの初期段階となることがわかっている。ベンゾ[a]ピレンのジオールエポキシドとDNAの反応と同様である。

5 発ガン物質

　WHO（世界保険機関）では、実験動物に投与して、「比較的短期間に高率でガンを発生させる物質」を狭義の意味での発ガン物質と定義している。しかし、発ガン過程は、それほど単純ではなく、促進要因、抑制要因、その他さまざまな修飾要因が関与したり、さらに複雑な段階を経ることから、発ガン物質の定義そのものがあいまいになってきている。IARC（国際ガン研究機関）では、「一応適切な動物実験体系において、ある化学物質を投与した結果、ガンの発生率を増加させるか、ガン発生期間を短縮させるもの」と定義している。これによれば、狭義の発ガン物質のほかに、内分泌環境の変化により生体に変化を起こしてガンを誘発する物質、または自然発生的にガンを引き起こす物質も発ガン物質の範囲に入れられることになる。

　すなわち、動物に投与したとき、その体細胞の DNA に反応し、遺伝子レベルでの変化を引き起こして、ガンを発生させる物質の総称ということができる。このような意味での発ガン物質には、多環芳香族炭化水素、芳香族アミン、アゾ色素、ニトロソアミン類、ニトロソウレア類、ニトロソグアニジン類、ハロゲン化炭化水素、天然物、重金属などさまざまな種類があり、物質によって臓器特異性（肺、

5 発ガン物質

胃、大腸、肝、腎、膀胱などある種の臓器に対して特異的に作用する性質)および活性の程度が異なる。発ガン物質には、人為的に合成されたものばかりでなく、自然界に存在するものもあり、または調理の過程で生成されるものもある。

発ガンの過程

現在、発ガンの過程は、発ガン物質によるDNAの修飾で引き起こされる正常細胞から潜在性細胞への変化を含むイニシエーション(初期段階)と、潜在性細胞をガン細胞に進展させるプロモーション(促進段階)のまったく異なる2つの過程からなると考えられている。

イニシエーション

イニシエーションに関連する物質をイニシエーターという。正常細胞に作用して、DNAに回復不能な構造変化を引き起こす作用をもつ。このような構造変化をうけたDNAをもつ細胞は、さらにプロモーションの過程を経てガン細胞になる。イニシエーターの多くは、それ自体あるいはその代謝産物が突然変異原性を示すことが知られている。

プロモーション

細胞のガン化の過程を促進する物質をプロモーターという。プロモーターはDNAを変化させないが、その発ガン

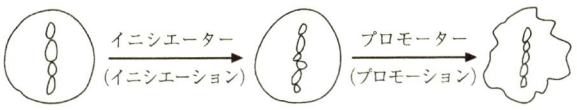

図8 イニシエーション（初期段階）とプロモーション（進行段階）[7]

機構は、不明の点が多い。細胞増殖を促すことにより二次的な作用を強めるという説もある。たとえば、皮膚ガンはフォルボールエステル（TPA）がプロモーターとしてよく知られている。これはタンパク キナーゼ C を直接活性化する。そのほか、多くの物質がプロモーターとして認知され、実際の発ガンにも重要な役割を果たしていることがわかっている。

後述する発ガン物質の N-ニトロソ化合物、アゾ色素、縮合多環炭化水素、天然発ガン物質などは、いずれもイニシエーターとしての役目をもっている。これだけでも、発ガンの可能性はあるが、プロモーターの作用により、より確実に発現する。プロモーターとしては、生体内の各種酵素やホルモンが関係している。

発ガンと DNA

発ガン物質の多くは、イニシエーターおよびプロモーターとしての両作用を有するが、中にはプロモーターの作用が弱く、ほかの強力なプロモーターの助け（フォルボールエステルなど）を借りなければ発ガンしないものもある。発ガン物質の中には、アルキル化剤（ヨウ化メチルなど）のよ

5 発ガン物質

うに、それ自体が反応性に富んでいて直接 DNA と反応するものもある。しかし、多くはそれ自体は不活性で、生体内で酵素により活性化され、何段階かの代謝過程を経て DNA と反応する。これを前発ガン物質という。活性化された最終代謝産物を究極発ガン物質、さらにそれまでの代謝中間体を近位発ガン物質という。発ガン物質は、DNA と作用し、細菌に対しても突然変異を引き起こす。これを利用して、化学物質の発ガン性試験の一次スクリーニングとして、変異原性試験が広く利用されている。しかし、一般的に発ガンの強さは、化学物質のプロモーターとしての強さに依存しているので、必ずしも突然変異原性の強さとは一致しない。

突然変異

　発ガン性物質の多くが突然変異性物質であることが見出されたのは、ずいぶん前のことである。いろいろな化学物質を活性化酵素を含む肝臓エキスによって活性化すると、化学物質が DNA に与える影響を直接にバクテリアの突然変異という形で確認できるようになった。カリフォルニア大学で開発された Ames 試験は、もはや古典的手法であるが、バクテリアとしてサルモネラ菌が用いられる。この系は、細胞膜の透過性が高く、しかも NAD 修復能が低いため、化学物質により引き起こされる変異原性が良好に確認できる。変異原性の確認は、顕微鏡を用いて染色体異常を

調べる方法、培養細胞を用いて薬剤耐性の変異原をチェックする方法などもある。また、バクテリアに大腸菌や枯草菌を用いる方法も一般化されている。

発ガンと突然変異

発ガン物質のすべてが突然変異物質ではないし、またその逆も真ではない。しかし、突然変異性の強い物質には、発ガン性の可能性が高く、突然変異

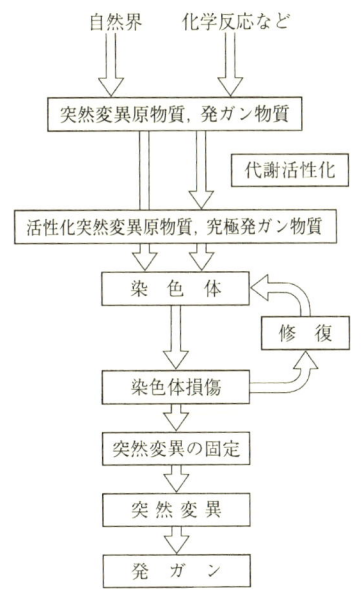

図9　発ガン物質によるガン発生の過程
〔文献7)を一部改変〕

テストのチェックは発ガン物質の確認に有効である。たとえば、以前、食品添加剤として使用されていたアフラトキシンは、発ガンテストでは陰性であったが、突然変異テストでは陽性とでて、再検査の結果、発ガン性が認められた。これは、種々の条件を変えて調査した結果である。

また、コーヒー、茶、ある種の肉などには強い突然変異性が認められ、発ガン性が疑われたが、テストの結果、ほとんど発ガン性がなかった。すなわち、発ガン性と突然変異原性とは、必ずしも一致しないということである。この

5　発ガン物質

原因は、突然変異テストが主に試験管内で行われ、発ガンが実際の生体内で発現していることの違いによるものであろう。発ガン性と突然変異性の相関関係をはっきりさせるためには、動物培養細胞を使って両方を同時に測定する方法が行われており、これによると発ガン性の可能性が突然変異の頻度を超えることが明らかになってきている。これが、発ガン性物質の疑いのある物質数を増加させる理由の一つである[6]。

5-1 N-ニトロソ化合物

　窒素にニトロソ基(-NO)の結合した化合物の総称で、化学構造上、脂肪族ニトロソアミン、脂環式ニトロソアミン、ニトロソアミド、に分けられる(本項では、この化学構造上の分類でなく、発ガン物質としての分類)。1956年にMageeによってN-ニトロソジメチルアミンが強力な発ガン物質であることが発表されて以来、N-ニトロソ化合物が一連の発ガン物質群として注目された。N-ニトロソアミンは、亜硝酸と各種アミンとの反応で生成するが、両者ともに生活環境中に広く存在するばかりでなく、この反応は実験的に動物体内で起こることも証明されている。一般にN-ニトロソ化合物の発ガン性はきわめて高く、5 ppm以下の濃度で飼料または水に混ぜて動物に投与してもガンが発生する。また、N-ニトロソ化合物の構造を変えることにより、肝、腎、膵、胃、膀胱、食道など、さまざまな部位にガンを発生させる。N-メチル-N'-ニトロ-N-ニトロソグアニジン(ラット胃腺腫瘍)、N-ブチル-N-ニトロソウレア(ラット骨髄性白血病)などである。ガンを誘発する動物は、魚類、齧歯類から霊長類まで広範である。

　経胎盤発ガンとは、妊娠母体に与えられた発ガン物質が胎盤を通過して胎児に作用しガンを発生させる現象である。1947年にLarseがN-ニトロソ化合物やウレタンを妊娠マ

ウスに投与し、仔動物に肺腺腫が増加することを見出したのが最初である。ヒトでは、1970年初め、ジエチルスチルベストロール（卵胞ホルモン作用をもつ合成物質）を服用した母親から生まれた女児に、思春期を過ぎた時期に膣腺ガンの発生が報告され、ヒトにおける経胎盤発ガンの例として注目された。現在までに、この種のガンを発生させるものとしては、N-ニトロソ化合物が最も強力であるが、縮合多環炭化水素や天然発ガン物質にもその作用がある。

ニトロソアミン類
① ジイソプロパノールニトロソアミン

$$\begin{array}{c} CH_3CH(OH)CH_2 \\ CH_3CH(OH)CH_2 \end{array} \!\!\! > \!\! N \cdot NO$$

研究用試薬。淡黄色の粘稠液体で、無臭。水、エタノール、アセトンに易溶。ベンゼン、クロロホルムに可溶、ヘキサンに不溶である。光に敏感で、直射日光下では数時間で黒色化する。酸素や熱には比較的安定。暗所で冷凍すれば、数カ月は安定。保管時は、0.1％程度の弱酸性水を加えておくと安定性が増す。また、吸湿性が強いので、ガラス容器かポリ容器で密閉保存する。

- 沸　　点：減圧蒸留しても熱分解する。
- 精 製 法：不活性ガス中でジイソプロパノールアミン塩酸塩に亜硝酸を反応させた後、減圧下100℃以下で水分を除去し、シリカゲルカラムクロマトを通して水分および不純物を除く。

- 純度測定：ガスクロマトグラフまたは液体クロマトグラフ使用。

② ジエタノールニトロソアミン

$$\begin{array}{c} HOCH_2CH_2 \\ HOCH_2CH_2 \end{array} \!\!> \!\! N \cdot NO$$

研究用試薬。淡黄色の液体で、かすかな特有臭がある。水、アルコール、アセトンに易溶、ベンゼン、ヘキサンに不溶。光に敏感で、直射日光下では数時間で黒色化する。0.1％の水分を含むと安定になる。吸湿性が強いので、細口褐色ガラス容器に入れ暗所冷凍保存が望ましい。
- 沸　　点：158 ℃(3 mmHg)
- 精 製 法：ジエタノールアミン塩酸液に亜硝酸を反応させてつくった後、精密減圧蒸留を行う。
- 純度測定：ガスクロマトグラフを使用する。

③ エチルエタノールニトロソアミン

$$\begin{array}{c} CH_3CH_2 \\ HOCH_2CH_2 \end{array} \!\!> \!\! N \cdot NO$$

研究用試薬。淡黄色の液体で、特有臭がある。水、アルコール、アセトンに易溶、ベンゼン、クロロホルムに可溶、ヘキサンに難溶。光に不安定で、熱には安定である。0.1％程度の水分を加え、細口褐色ガラス容器に入れ、暗所にて密閉し、保管する。
- 沸　　点：83 ℃(3 mmHg)

- 精 製 法：エチルエタノールアミン塩酸水溶液に亜硝酸
を反応させた後、精密減圧蒸留を行う。
- 純度測定：ガスクロマトグラフを使用。

④ *n*-ブチル-*n*-ブタノールニトロソアミン

$$\begin{matrix} CH_3CH_2CH_2C \\ HOCH_2CH_2CH_2CH_2 \end{matrix} \Big\rangle N\cdot NO$$

研究用試薬。濃黄色の粘稠(ちゅう)液体で、特有の不快臭がある。水、アルコール、アセトンに易溶、ベンゼン、ヘキサンに難溶。光と熱に不安定である。細口褐色ガラス容器に入れ、暗所冷凍保存する。
- 沸　　点：減圧蒸留しても熱分解する。
- 精 製 法：*n*-ブチル-*n*-ブタノールアミン塩酸液に亜硝
酸を反応させた後、減圧下 100 ℃ 以下で水
分を除去し、シリカゲルカラムを通して水分
および不純物を除く。
- 純度測定：液体クロマトグラフを使用。

⑤ *N*-ニトロソジメチルアミン

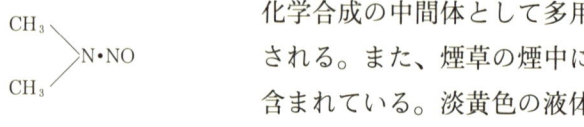

化学合成の中間体として多用される。また、煙草の煙中に含まれている。淡黄色の液体で、かすかにアミン臭がある。水、アルコール、アセトン、クロロホルムなどに易溶。光に敏感で吸湿性が強いので、褐色細口ガラス容器に密閉保存する。

- 沸　　点：152 ℃(760 mmHg)
- 精 製 法：ジメチルアミン塩酸溶液に亜硝酸を反応させ
      た後、炭酸カリウムで塩析し、分離した油分
      を蒸留して精製する。
- 純度測定：ガスクロマトグラフを使用。

⑥ *N*-ニトロソジエチルアミン

$$\begin{matrix}CH_3CH_2\\CH_3CH_2\end{matrix}\!\!>\!\!N\cdot NO$$

煙草の煙中に含まれている。濃黄色の液体で、強烈な特有臭がある。アルコール、アセトン、クロロホルムなどに易溶、水に難溶。光に不安定である。ポリ容器を溶かすので、褐色ガラス容器に入れ暗所にて保管する。皮膚などに付着した場合は、アセトンでふき取り、水で洗い流す

- 沸　　点：83 ℃(5 mmHg)
- 精 製 法：ジメチルアミン塩酸溶液に亜硝酸を反応させ
      ると、油分として分離するので、減圧蒸留する。
- 純度測定：ガスクロマトグラフを使用。

⑦ *N*-ニトロソジ-*n*-ブチルアミン

$$\begin{matrix}CH_3CH_2CH_2CH_2\\CH_3CH_2CH_2CH_2\end{matrix}\!\!>\!\!N\cdot NO$$

研究用試薬。黄色液体で、アミン臭がある。有機溶媒に可溶、水に難溶。アルカリと光に不安定である。褐色ガラス容器に入れ、密閉保存する。

- 沸　　点：91 ℃(4 mmHg)
- 精 製 法：ジ-n-ブチルアミン塩酸溶液に亜硝酸を反応させると、油分として分離するので、水洗後、減圧蒸留する。
- 純度測定：ガスクロマトグラフを使用。

⑧ *N*-ニトロソジ-*n*-プロピルアミン

$\begin{matrix} CH_3CH_2CH_2 \\ CH_3CH_2CH_2 \end{matrix} \!\!\! > \!\! N \cdot NO$

研究用試薬。黄色液体で、アミン臭がある。アルコール、アセトン、エーテル、クロロホルムなどに易溶、水に難溶。アルカリと光に不安定である。褐色ガラス容器に入れ、密閉保存する。

- 沸　　点：85 ℃(5 mmHg)
- 精 製 法：ジ-n-プロピルアミン塩酸溶液に亜硝酸を反応させると、油分として分離するので、水洗後、減圧蒸留する。
- 純度測定：ガスクロマトグラフを使用。

⑨ *N*-メチル-*N*-アミルニトロソアミン

$\begin{matrix} CH_3 \\ CH_3CH_2CH_2CH_2CH_2 \end{matrix} \!\!\! > \!\! N \cdot NO$

研究用試薬。黄色液体で、強烈な特有臭がある。アルコール、アセトン、エーテルに易溶、水に不溶。アルカリと光に不安定である。褐色ガラス容器に入れ、密閉冷凍保存すれば一年間は安定である。

- 沸　　点：125 ℃（3 mmHg）
- 精 製 法：N-メチル-N-アミルアミン塩酸溶液に亜硝酸を反応させると、油分として分離するので、水洗後、減圧蒸留する。
- 純度測定：ガスクロマトグラフを使用（平均 99.5 ％ 以上の純度）。

⑩ N-ニトロソピロリジン

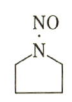

煙草の煙中などに含まれる。淡黄色液体で、アンモニアもしくはピロリジン臭がある。水、アルコールおよびほかの有機溶媒に可溶。アルカリと光に不安定である。褐色ガラス容器に入れ、密閉冷凍保存すれば一年間は安定である。

- 沸　　点：67 ℃（12 mmHg）
- 精 製 法：ピロリジン塩酸溶液に亜硝酸を反応させた後、ジクロロメタンで抽出し、溶媒を除去して減圧蒸留する。
- 純度測定：ガスクロマトグラフを使用（平均 99.5 ％ 以上の純度）。

⑪ 1-ニトロソピペリジン

煙草の煙中に含まれる。黄色液体で、強いアンモニアもしくはピペリジン臭がある。水に可溶、アルコール、アセト

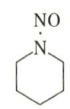

ン、エーテル、クロロホルムなどに易溶。アルカリと光に不安定である。褐色ガラス容器に入れ、密閉冷凍保存する。
- 沸　　点：58 ℃(10 mmHg)
- 精 製 法：ピペリジン塩酸に亜硝酸を反応させた後、ジクロロメタンで抽出し、溶媒を除去して減圧蒸留する。
- 純度測定：ガスクロマトグラフを使用（平均 99 ％ 以上の純度）。

⑫ ニトロソモルホリン

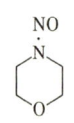

研究用試薬。黄色液体で、モルホリン臭がある。水および一般の有機溶媒に可溶。アルカリと光に不安定である。褐色ガラス容器に入れ、密閉冷凍保存する。
- 沸　　点：70 ℃(15 mmHg)
- 精 製 法：モルホリン塩酸液に亜硝酸を反応させた後、エーテルまたはジクロロメタンで抽出し、溶媒を除去して減圧蒸留する。
- 純度測定：ガスクロマトグラフを使用。

⑬ N-ニトロソ-N-メチルベンジルアミン

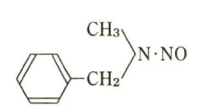

研究用試薬。黄色液体で、特有臭がある。アセトン、エーテル、クロロホルムなどに可溶、水に不溶。アルカリと光に不安定である。褐色ガラス容器に入れ、密閉冷凍保存すれば一年間は安定である。

- 沸　　点：85 ℃（3 mmHg）
- 精 製 法：N-メチルベンジルアミン塩酸液に亜硝酸を反応させると、油分として分離するので、減圧蒸留する。
- 純度測定：ガスクロマトグラフを使用（平均 99 ％ 以上の純度）。

⑭ N-ニトロソ-t-ブチルエチルアミン

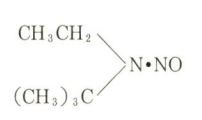

研究用試薬。黄色液体で、強いアミン臭がある。アルコール、アセトン、クロロホルムなどに易溶、水に不溶。アルカリと光にきわめて不安定である。褐色ガラス容器に入れ、密閉暗所に冷凍保存する。

- 沸　　点：76 ℃（8 mmHg）
- 精 製 法：t-ブチルエチルアミン塩酸液に亜硝酸を反応させると、油分として分離するので、減圧蒸留する。
- 純度測定：ガスクロマトグラフを使用（平均 99.5 ％ 以

5 発ガン物質

上の純度)。

⑮ *N*-ニトロソジフェニルアミン

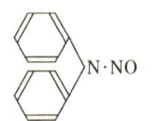

研究用試薬。黄色結晶。多くの有機溶媒に可溶、水に不溶。アルカリと光に不安定である。褐色ガラス容器に入れ、暗所に冷凍保存する。
- 融　　点：68 ℃
- 精 製 法：ジフェニルアミン塩酸液に亜硝酸を反応させると、結晶が分離する。再結晶によって精製する。
- 純度測定：ガスクロマトグラフか液体クロマトグラフを使用。

⑯ *N*-ニトロソ-*N*-メチルアニリン

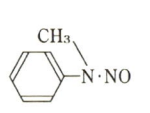

研究用試薬。淡暗黄色液体で、アニリン臭がある。アルコール、アセトン、エーテル、クロロホルムなど有機極性溶媒に可溶、水に不溶。アルカリと光に不安定である。褐色ガラス容器に入れ、暗所冷凍保存する。
- 沸　　点：91 ℃(4 mmHg)
- 精 製 法：*N*-メチルアニリン塩酸塩に亜硝酸を反応させると、油分として分離するので、減圧蒸留

する。
- 純度測定：ガスクロマトグラフを使用。

⑰ニトロソメチルエチルアミン

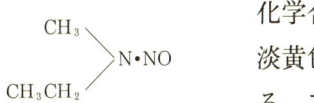

$$\begin{matrix} CH_3 \\ CH_3CH_2 \end{matrix} \!\!> N\cdot NO$$

化学合成中間体として有用。淡黄色の液体でアミン臭がある。アセトン、アルコール、クロロホルムなどに易溶。水に難溶。光に敏感なので暗所に保存する。
- 沸　　点：95℃(100 mmHg)
- 精 製 法：メチルエチルアミン塩酸溶液に亜硝酸を反応させた後、分離した油分を減圧蒸留する。
- 純度測定：ガスクロマトグラフを使用。

ニトロソウレア類
① *N*-メチル-*N*-ニトロソウレア

$$\underset{CH_3N-CONH_2}{\overset{NO}{|}}$$

研究用試薬。黄色針状結晶（水から再結晶）。アセトンに易溶、温メタノールに可溶、水に不溶。アルカリ、光、温度に非常に不安定である。アルカリ存在下では、ジアゾメタンを発生して分解する。20℃では数時間で変色変化、30℃近辺では、突然に有害ガス（催涙性あり）を発生して完全に分解する。酢酸を数滴加えて安定性を保つ。ポリ容器に入れ、暗所で冷凍保存する

($-20\ ℃$)。
- 融　　点：123 ℃
- 析 出 法：メチルウレア塩酸液の氷冷物に亜硝酸を加える。

② *N*-エチル-*N*-ニトロソウレア

$$\text{CH}_3\text{CH}_2\overset{\mathrm{NO}}{\underset{|}{\text{N}}}\text{-CONH}_2$$

研究用試薬。黄色微粉状結晶（水から再結晶）。アセトンに易溶、温メタノールに可溶、水に不溶。アルカリ、光、温度に非常に不安定である。アルカリ存在下では、激しく反応し、ジアゾメタンを発生して分解する。20 ℃ では数時間で液状変化、日光下では数分で青色に変色分解する。30 ℃ 以上では有害ガス（催涙性あり）を発生して完全に分解。酢酸を数滴加え弱酸性にして安定性を保つ。ポリ容器に入れ、暗所で冷凍保存する（$-20\ ℃$）。
- 融　　点：加熱により分解。
- 析 出 法：エチルウレア塩酸液の氷冷物に亜硝酸を加える。

③ *N*-*n*-プロピル-*N*-ニトロソウレア

$$\text{CH}_3\text{CH}_2\text{CH}_2\overset{\mathrm{NO}}{\underset{|}{\text{N}}}\text{-CONH}_2$$

研究用試薬。黄色微粉状結晶（水から析出）。アセトンに易溶、温メタノールに可溶、水

に不溶。アルカリ、光、温度に敏感で不安定である。アルカリ存在下では、ジアゾメタンを発生して激しく分解する。20 ℃ では数時間で分解、30 ℃ では有害ガス(催涙性あり)を発生する。潮解性がある。酢酸を数滴加え安定性を保つ。ポリ容器に入れ、暗所で冷凍保存する(－20 ℃)。

- 融　　点：加熱により分解。
- 析 出 法：n-プロピルウレア塩酸液の氷冷体に亜硝酸を加えると、泡状の微粉状結晶を析出する。

④ N-n-ブチル-N-ニトロソウレア

$$\underset{CH_3CH_2CH_2N-CONH_2}{\overset{NO}{|}}$$

研究用試薬。黄色微結晶(水から析出)。アセトンに易溶、温メタノールに可溶、水に不溶。アルカリ、光、温度に敏感で不安定である。アルカリ存在下では、ジアゾメタンを発生して分解する。20 ℃ 近辺では数時間で潮解して分解、30 ℃ 近辺ではガス(催涙性あり)を発生して変化する。潮解性がある。酢酸を数滴加え弱酸性にして安定性を保つ。ポリ容器に入れ、暗所で冷凍保存する(－20 ℃)。

- 融　　点：加熱により分解。
- 析 出 法：n-ブチルウレア塩酸液の氷冷混合体に亜硝酸を加えると、泡状の微結晶を析出する。

5 発ガン物質

ニトロソグアニジン類

① N-メチル-N'-ニトロ-N-ニトロソグアニジン

$$CH_3-\underset{\underset{NH}{|}}{\overset{\overset{NO}{|}}{N}}-C-NHNO_2$$

研究用試薬。橙色針状結晶（メタノールより再結晶）。アセトンに易溶、メタノールに難溶、水に不溶。アルカリと光に不安定で、とくに光に対しては敏感で、数時間で表面が変化し、大半が分解する。褐色ガラス容器に入れ、暗所冷凍保存する。

- 融　　点：118 ℃
- 精製法：メチルニトログアニジン硝酸溶液に氷点下で亜硝酸を加え、反応させると黄色微粉体が析出する。これを分離して水洗後、メタノールから再結晶精製する。

② N-エチル-N'-ニトロ-N-ニトロソグアニジン

$$CH_3CH_2-\underset{\underset{NH}{|}}{\overset{\overset{NO}{|}}{N}}-C-NHNO_2$$

研究用試薬。淡橙色板状結晶（メタノールより再結晶）。アセトンに易溶、メタノールに難溶、水に不溶。アルカリと光に不安定で、とくに光に対しては数時間で表面が褐変する。褐色ガラス容器に入れ、暗所冷凍保存する。

- 融　　点：119 ℃
- 精製法：エチルニトログアニジン硝酸溶液に氷点下で亜硝酸を加え、反応させると微粉末固体が析

出する。これを分離して、メタノールから再結晶精製する。

③ N-n-プロピル-N'-ニトロ-N-ニトロソグアニジン

$$CH_3CH_2CH_2-N(-NO)-C(=NH)-NHNO_2$$

研究用試薬。橙色板状結晶（メタノールより再結晶）。アセトンに易溶、メタノールに難溶、水に不溶。光、熱に不安定。褐色ガラス容器に入れ、暗所冷凍保存する。

- 融　　　点：117 ℃
- 精 製 法：n-プロピルニトログアニジン硝酸溶液に氷点下で亜硝酸を加え、反応させると、黄色の軽い固体が析出浮上する。これを水洗後、メタノールより再結晶精製する。

5-2 アゾ色素

分子内にアゾ基-$N=N$-をもつ有機物で、種々の色が得られ、合成が容易で現在使用されている染料の大半を占める。発ガン性を示すものがあり、o-アミノアゾトルエンは、1935年にラットに肝ガンをつくった物質である。1936年には、ジメチルアミノアゾベンゼン(メチルイエロー、バターイエロー)にも発ガン性が確かめられた。一般に肝ガンが多いが、同時に膀胱ガン、皮膚ガン、大腸ガンをつくるものもある。

古くは、1906年にFischerがスダンⅢを皮下注射すると皮下組織の強い炎症と上皮細胞の異型性増殖が起こること、を見出した。1909年には、Stoeberがその有効成分がアミノアゾトルエン、アミノアゾベンゼンであることを証明した。1924年にSchmidtは、このアゾ色素をマウスに経口投与すると、確実に肝ガンが発生する事実を見出した。3′-メチル-4-ジメチルアミノアゾベンゼンや4′-フルオロ-4-ジメチルアミノアゾベンゼンなども発ガン性の強い物質である。これらの物質を3〜5ヵ月間ラットに経口投与、

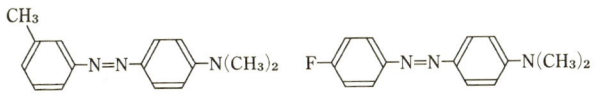

図10 3′-メチル-4-ジメチルアミノアゾベンゼン(左)と4′-フルオロ-4-ジメチルアミノアゾベンゼン(右)の構造

5 発ガン物質

または皮下注射すると5〜9ヵ月で肝ガンが発生する。発ガンの機序としては、体内で活性化された核酸と結合することが知られており、活性化の第一段階は N-水酸化であり、究極的な活性化体はその硫酸などとのエステル体である。

① p-アミノアゾベンゼン

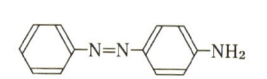

ジアゾ染料の中間体。アンモニア性硝酸銀を還元する。黄褐色の針状結晶。有機溶媒に可溶、水に難溶。アニリンと亜硝酸からつくる。
・融　　点：128 ℃

② アゾベンゼン

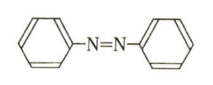

一般試薬。橙赤色の板状結晶。有機溶媒に可溶、水に難溶。ニトロベンゼンをアルカリ液中、鉄で還元してつくる。肝臓障害を起こすことがある。
・融　　点：68 ℃

③ メチルイエロー

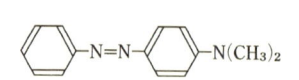

胃液中の塩酸の分析用、過酸化脂質の同定用、指示薬。黄色の板状結晶。有機溶媒に可

溶、水に不溶。ジメチルアニリンに塩化ベンゼンジアゾニウムを反応させてつくる。

④ ポンソー 3 R

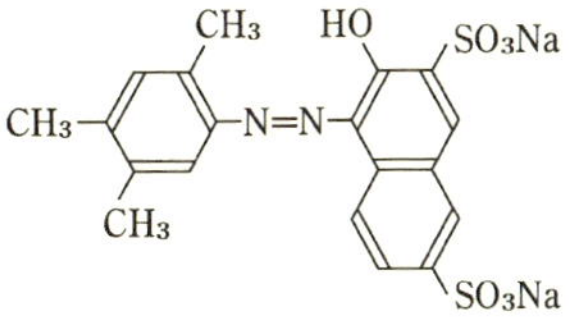

主に羊毛染めに用いられる。食品、薬品、化粧品には使用禁止である。暗赤色の粉末。水に可溶、アルコールに難溶。酸性液は着色しないが、アルカリにすると黄色沈殿を生ずる。

⑤ トリパンブルー

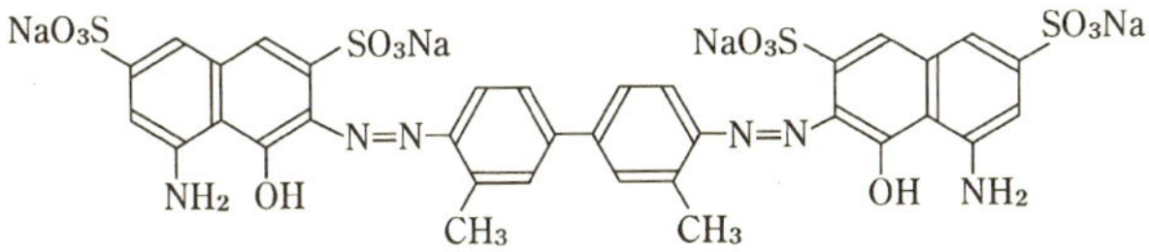

主に染料の原料として用いられる。青味がかった灰色の粉末。水に可溶で、溶けると紫がかった濃青色の溶液になる。*o*-トルイジンと 5-アミノ-4-ヒドロキシ-2,7-ナフタレンジスルホン酸とのジアゾカップリング反応でつくる。

⑥ スダン Ⅲ

オイル、ラッカー、ワックス、樹脂などの着色に広く用いられている。暗褐色の粉末。クロロホルムに易溶、アルコー

5　発ガン物質

ルに難溶、水に不溶。

5-3 縮合多環炭化水素

　石炭や石油などの化石燃料の主な構成元素は、炭素と水素である。したがって、これらを完全燃焼させれば、生ずるのは二酸化炭素と水分だけである。しかし、実際に工業的に化石燃料を用いて完全燃焼させることは不可能に近く、多くの不完全燃焼物が発生し、大気中に放出される。これらの不完全燃焼物は、ほとんど酸素不足によって生じた縮合多環炭化水素で、その種類や数は数百にもおよび、大半が発ガン性を有する発ガン物質である。

　図11に示したのは、石炭を燃焼したとき大気中に放出された不完全燃焼物のうちの多環芳香族炭化水素の二層二次元薄層クロマトグラムであり、その中のすべてが強力な発ガン性を有している。この多環芳香族炭化水素は、大気中に浮遊粉塵として存在している。分析にはハイボリュームサンプラーを用いて空気を吸引しグラスファイバーフィルターに捕集し、その粉塵中の多環芳香族炭化水素を真空状態で昇華分離し、二層二次元薄層クロマトグラフィーと分光蛍光光度法で分析したものである。図11のクロマトグラムは、紫外線照射下の蛍光スポットをトレースしたものである。

　蛍光スポットの面積を測定すると、含まれている物質の相対比がわかる。その相対比は次のとおりである。ベンゾ

5 発ガン物質

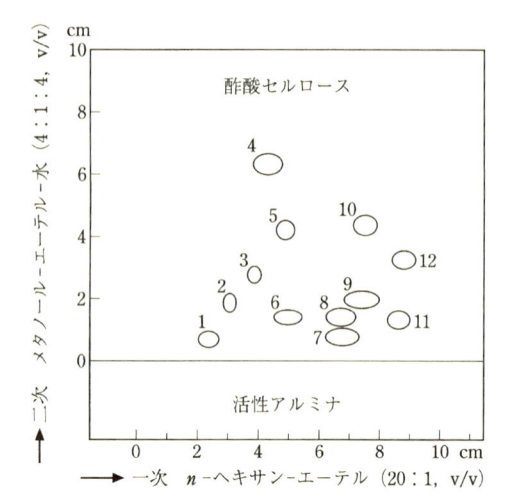

図11 多環芳香族炭化水素の二層二次元薄層クロマトグラム

縦軸: 二次 メタノール-エーテル-水（4:1:4, v/v） cm
横軸: 一次 n-ヘキサン-エーテル（20:1, v/v） cm

上部: 酢酸セルロース
下部: 活性アルミナ

1：ベンゾ[g]クリセン
2：ジベンゾ[a,i]ピレン
3：トリベンゾ[a,e,i]ピレン
4：ジベンゾ[a,h]ピレン
5：ピセン
6：インデノ[1,2,3-cd]ピレン
7：ベンゾ[a]ピレン
8：ベンゾ[b]フルオランテン
9：ベンゾ[j]フルオランテン
10：ベンゾ[e]ピレン
11：クリセン
12：ベンゾ[a]アントラセン

[a]ピレン＞ベンゾ[j]フルオランテン＞ベンゾ[b]フルオランテン＞ジベンゾ[a,h]ピレン＞インデノ[1,2,3-cd]ピレン＞ベンゾ[e]ピレン＞クリセン＞ベンゾ[a]アントラセン＞ピセン＞ベンゾ[g]クリセン＞ジベンゾ[a,i]ピレン＝トリベンゾ[a,e,i]ピレンである。

多環芳香族炭化水素の発生源は、きわめて広範囲に及ぶ。表1に示すようにオイル類、タール物質の燃焼によるもののほか、排ガス類、スス物質、排煙類はもちろん、各

表 1 多環芳香族炭化水素の発生源〔文献 8), 9) より一部引用〕

発 生 源	実 例
オ イ ル 類	重油, 鉱滓, クレオソート油, アントラセン油
タ ー ル 物 質	ピッチ, アスファルト, コールタール
排 ガ ス 類	ディーゼルエンジン, ガソリンエンジン
煤 物 質	石炭スス, 石油スス, カーボンブラック
排 煙 類	ボイラー, 焼却炉, ストーブ, 廃棄物焼却
大 気 中	化学工場内空気, ガレージ, 喫煙室
そ の 他	アスベスト, ヘドロ, 各種塵埃

種化学工場内の空気、喫煙室、大気中の環境物質からも発ガン性多環芳香族炭化水素は検出されている。

　また、空気中に浮遊する発ガン物質には、液体状のものと超微粒子状のものがあるが、ともに呼吸によって肺の深部まで到達する。液体状のものは、肺の上部気道の粘膜によって吸着されやすいが、微粒固体状のものは、肺深部侵入率は高くなる。アスベストなどがその例である。

　一般に大気浮遊粒子に含まれる発ガン物質は、浮遊物質重量の 50〜60％ を占め、粒子が小さくなるほど含有割合は大きくなる。したがって、肺内沈着粒子といわれる発ガン物質は、危険性が高い。また、発ガン物質は、大気浮遊粒子の表面に存在することがわかっている[10]。

　化石燃料の燃焼から発生する発ガン物質には、炭素、水素以外に窒素や硫黄を含むものもある。これは、化石燃料がこれらの元素を有するためで、不完全燃焼によって窒素や硫黄を含む発ガン物質が発生する。これらの中でも、含

5 発ガン物質

窒素芳香族化合物に発ガン性を有するものが多く見出されている。実際に、大気中からジベンゾ[a,h]アクリジンやジベンゾ[a,j]アクリジンなど強力な発ガン性を示すアザヘテロ環式炭化水素が検出されている。

多環芳香族炭化水素の発ガン物質は、食品の燃焼、つま

図12　ジベンゾ[a,h]アクリジン(左)とジベンゾ[a,j]アクリジン(右)の構造

り熱分解によっても発生する。焼き肉、焼き魚、ご飯や餅のこげ、コーヒー豆の焙煎によってもごく微量ながら多環芳香族炭化水素が見出されている。しかし食品は、組成が複雑であるため、生成する発ガン物質も多岐にわたっている。

最近のダイオキシン問題に見られるように、燃焼によって生じた発ガン物質は、高温では炎の中で熱分解する。燃焼効率の良い炉ほど、発ガン物質の生成量は少なく、仮に発生しても熱分解で消滅させる割合が高くなる。これは、燃焼炉で実証されており、1日焼却炉処理能力が300 t、50 t、3 tの焼却炉で処理したときのベンゾ[a]ピレン発生量は、それぞれ0.07 μg、8 μg、60 μgであったという。また、ゴミ燃焼炉の燃焼温度も発ガン物質の発生に関与し、700 ℃以下ではダイオキシンの発生が確認されているが、

1 200 ℃以上ではほとんど発生は見られない。すなわち、燃焼炉は、大型で高温処理したほうが発ガン物質による汚染を防ぐことになる[11]。

① ベンゾ[a]ピレン

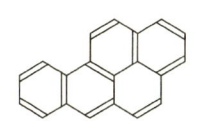

コールタール中に含まれている。黄色針状結晶。炭化水素系溶媒に可溶、アルコール類に難溶、水に不溶。ベンゼン溶液中で紫色の蛍光を発する。
・融　　点：179 ℃

② クリセン

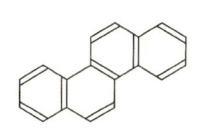

コールタール中に含まれている。板状結晶。温溶媒に可溶、冷有機溶媒に難溶、水に不溶。紫外線下で強い蛍光を発する。

・融　　点：254 ℃

③ 1,2:5,6-ジベンゾアントラセン

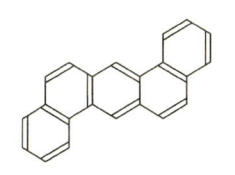

主に有機合成中間体に用いる。板状結晶。炭化水素系溶媒に可溶、アルコール類に難溶、水に不溶。昇華性がある。メ

チルジナフチルケトンから合成。
- 融　　点：266 ℃

④ 9,10-ジメチル-1,2-ベンゾアントラセン

主に有機合成中間体に用いる。黄緑色がかった板状結晶。蛍光を発する。ベンゼンに易溶、アセトンに難溶、水、アルコールに不溶。カフェインやメチル尿酸などのプリンを加えると水に可溶になる。アデノシンやグアノシンにも同じ可溶効果がある。
- 融　　点：122 ℃

⑤ 20-メチルコランスレン

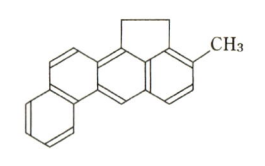

研究用試薬。淡黄色のプリズム状結晶。ベンゼン類に可溶、アルコール類に難溶、水に不溶。コレイン酸との複合体は水に可溶。デスオキシコール酸より合成。
- 融　　点：180 ℃

⑥ ピセン

石油蒸留のピッチの中に含まれる。ピクリン酸とピクラートをつくる。水に不溶。有機溶剤に可溶。紫外線で強い蛍

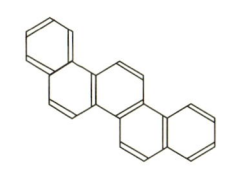

光を発する。
- 融　　点：364℃

⑦ベンゾ〔*a*〕アントラセン

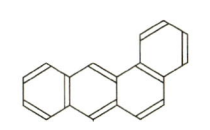

黄緑色の蛍光を発する昇華性板状結晶。水に不溶。有機溶媒に可溶。
- 融　　点：155℃

⑧ベンゾ〔*b*〕フルオランテン

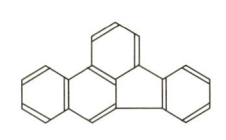

淡黄色の板状結晶。ベンゼン、トルエン、キシレンなどに可溶。水に不溶。
- 融　　点：163℃

　なお、ベンゾ〔*g*〕クリセンはクリセンの同族体、ジベンゾ〔*a,i*〕ピレン、トリベンゾ〔*a,e,i*〕ピレン、ジベンゾ〔*a,h*〕ピレン、インデノ〔1,2,3-*cd*〕ピレンはピレンの同族体である。また、ベンゾ〔*j*〕フルオランテンはベンゾフルオランテンの異性体、ベンゾ〔*e*〕ピレンはベンゾピレンの異性体である。

5-4 天然発ガン物質

　ある種のガンが特定の国や地方、人種にとくに頻度が高いことがよく見出されている。多くの場合、遺伝的背景よりも、生活環境や生活様式の違いにより天然に存在する発ガン物質に起因する。肝臓ガンは、東南アジアやアフリカに多いが、この場合はアフラトキシンによる食物の汚染（カビ）によるとされている。インドなどタバコやビンロウの実や葉をかむ習慣のある地方では口腔ガンが多発している。エジプトやイラクに膀胱ガンが多いのは、エジプト住血吸虫症がその誘因をなしている。このように多くの発ガン物質が存在している。

① アフラトキシンB

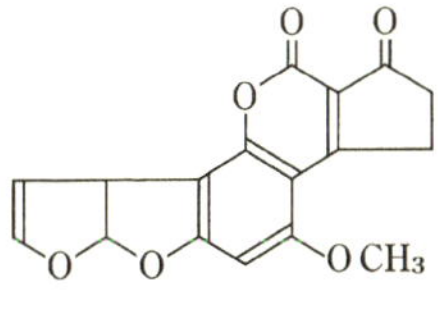

アスペルギルス フラバス菌の毒性代謝物。青色の蛍光を示す結晶体。

・融　　点：268 ℃

② アフラトキシンG

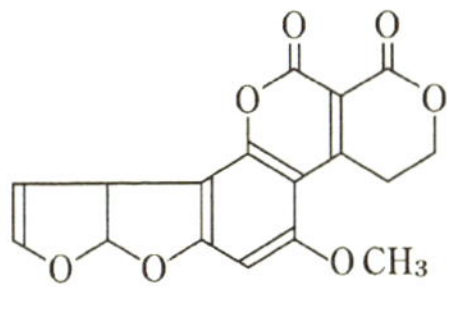

アスペルギルス フラバス菌の毒性代謝物。黄色の蛍光を示す結晶体。

5 発ガン物質

・融　　点：244 ℃

③ アスベスト
熱絶縁体、セメントやろ材、ろ過材、耐火服、自動車のブレーキ材などに使用。天然産のカルシウム マグネシウム-シリケート。微細で亜麻に似た繊維。火に強く、ほとんどの溶液に侵されない。

④ カフェー酸

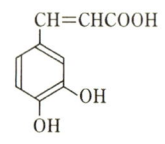

葉が対をなした植物（コーヒーの樹）、例えばクロロゲン酸を含有する植物の主成分。未熟のコーヒーから単離される。感光性の皮膚炎を起こすことがある。黄色結晶。温水やアルコールには可溶、冷水に難溶。アルカリ溶液は、黄色から橙色に変化。

・融　　点：223 ℃（分解）

⑤ クロラムフェニコール

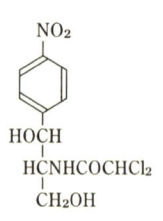

土壌バクテリア、ストレプトマイセス ベネズエラの培養液から得られる抗生物質。多くのグラム陽性菌、陰性菌に対して有効。また、肺炎や膀

胱炎および二次感染に対して効果あり。針状結晶。アルコール類やケトン類に可溶、水に難溶、エーテル類やベンゼンに不溶。昇華性あり。

・融　　点：151 ℃

⑥ クレオソート
木材タールから得られるフェノール類の混合体。主に、防腐剤、防虫剤、慢性気管支炎に使う去痰剤、胃腸鎮痛剤などに使われる。燻製のような臭いのする光沢のある無色の液体である。アルコール、クロロホルム、酢酸などに可溶、水に不溶。

・沸　　点：203〜220 ℃

⑦ エストロン

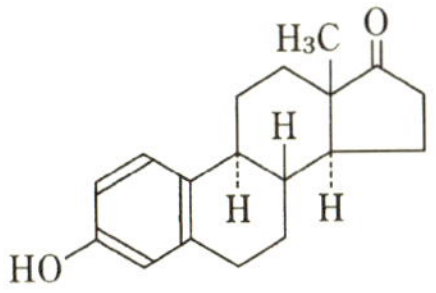

妊娠した女性、または雌馬の尿から分離される。主に、女性発情ホルモン療法に使用される。板状結晶。

・融　　点：251〜254 ℃

⑧ マイトマイシン C

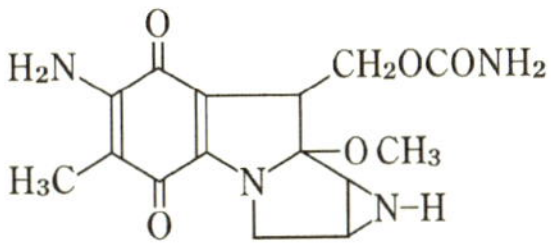

土壌中のストレプトマイセスカエスピトサス菌から生産された悪性腫瘍に効果のある

抗生物質。主に悪性腫瘍治療薬として使われる。青紫色の結晶。
- 融　　点：360 ℃

⑨ プロゲステロン

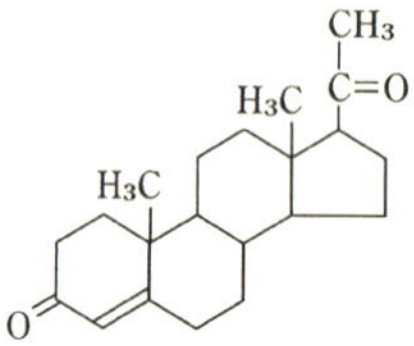

妊娠した雌豚の卵巣から単離される黄体ホルモンの一つ。主に切迫流産、着床不全による不妊、無月経、月経痛などの治療薬として使用される。有機溶媒に可溶、水に難溶。
- 融　　点：120 ℃ と 130 ℃ の二つの結晶形がある。

⑩ レセルピン

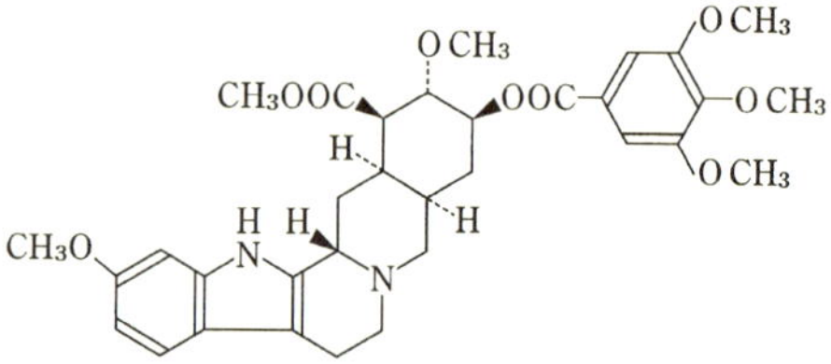

植物（*Rauvolfia serpentina L. Benth*）の根から単離される。低血圧、精神安定、鎮静剤として使われるが、眠気、疲労感、鼻づまり、下痢などの副作用がある。長いプリズム形の結晶。有機溶媒や酸性液に可溶、水に難溶。
- 融　　点：264 ℃（分解）

⑪ サフロール
ササフラス(北米産クスノキ科植物)の精油の主成分。香料の原料、変性オイル、ヘリオトロピン製造用として使われる。淡黄色の液体で特有臭がある。有機溶媒に可溶、水に不溶。

⑫ キサントトキシン
特殊な植物(Guanosine)から抽出される。主に、魚毒として漁獲に利用されたり、日焼け予防剤としてはローション中に1％程度加える。ひりひりするような強い苦みがする。針状結晶で無臭。

・融　　点：148 ℃

5-5 ワラビの発ガン物質

　ワラビは、世界中に広く分布しており、以前から牛の慢性血尿症は、ワラビの多い牧場に発生することが知られていた。日常的に牛にワラビを投与すると、投与量や投与期間により慢性血尿症や急性ワラビ中毒症を発生することが証明された。これらの研究と関連して、ワラビの発ガン性を明確に示したのは、イギリスのEvansが最初であり、ラットにワラビ乾燥粉末を経口投与すると、回腸に多数の腺ガンが発生することが見出された。

　日本産ワラビにも回腸や膀胱への強い発ガン性が認められるが、木灰や重曹を含む熱湯でアク抜きしたり、塩蔵を行うことにより、発ガン性が顕著に消失することも判明している。

　ワラビの発ガン物質の本体は、プタキロサイドで、乾燥ワラビから0.1％取り出すことができる（図13）。プタキロサイドは、酸、アルカリ、熱に不安定である。

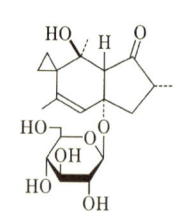

図13　ワラビの発ガン物質の本体プタキロサイド

　プタキロサイドを生理的食塩水に溶かし、ラットに経口投与すると3ヵ月後には乳腺ガンを生じ、最終的には腸管、膀胱にガンが発生し、ワラビ

を経口投与した場合と同様の結果が得られ、プタキロサイドがワラビの発ガン物質の本体であることが実証されている[12),13)]。

5-6 その他の発ガン物質

① アセトアルデヒド

CH_3CHO

酢酸、染料、プラスチック、ゴム工業の原料。エタノールを酸化してつくる。無色の液体で特有臭がある。可燃性。

② アセトアミド

CH_3CONH_2

可塑剤、安定剤など溶媒として有機工業で広く多用される。六面体結晶で、ドブネズミに似た臭いがある。酢酸アンモニウムの熱分解で生成する。有機溶剤に易溶。潮解性がある。

③ アクリルアミド

$CH_2=CHCONH_2$

アクリルアミド樹脂の原料。催涙性、皮膚刺激性がある。板状結晶。水に不溶。アクリルニトリルからつくる。きわめて重合しやすい。

④ アクリルニトリル

$CH_2=CHCN$

コーティング剤、接着剤、アクリル樹脂の原料など、広く

化学工業で使われる。無色液体。有毒で可燃性がある。アルカリや光に敏感で、当てると激しく反応して重合する。

⑤ 塩化アリル

$CH_2=CHCH_2Cl$

アリル化合物合成の原料。催涙性があり、毒性が強い。肝臓や腎臓に障害を与える。無色液体で刺激性のある不快臭がある。有機溶媒に可溶、水に不溶。プロピレンの塩素反応でつくる。

⑥ 3-アミノ-1H-1,2,4-トリアゾール

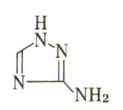

除草剤の重要な成分の一つ。写真工業にも用いられる。肝臓や腎臓に有害である。針状結晶。水、アルコールに可溶。

⑦ アニリン

$C_6H_5NH_2$

染料、医薬品、香料、樹脂、繊維工業などで広く多用される。無色液体で、アンモニアに似た特有臭があり、強烈な味がする。光に当てると褐変する。水や有機溶媒に可溶。

⑧ o-アニシジン
アゾ染料の原料および感光剤。皮膚刺激性あり。黄色液体。

5 発ガン物質

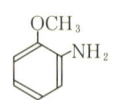

(構造式: OCH₃, NH₂ の付いたベンゼン環)

有機溶媒に可溶、水に不溶。光に当てると褐変する。

⑨ 無水亜ヒ酸

As_2O_3

除草剤、殺鼠剤などヒ素化合物の合成原料として使われる。また、特殊な医薬品としても用いられる。無色透明な結晶。昇華性がある。ほとんどの溶液に不溶である。

⑩ クロム酸バリウム

$BaCrO_4$

腐食性のない顔料として用途が広い。また、ガラス、陶磁器、セラミックスの着色料として有用。黄色結晶で、レモンイエローとも称する。水に不溶。

⑪ ベンゼン

医薬品、染料、合成樹脂、有機工業の中間体として重要。ワックスオイル、樹脂の溶媒として使われる。無色の液体。可燃性。

⑫ 塩化ベンジル

医薬品、染料、香料、樹脂の原料として使用される。輝きのある液体で、刺激臭が強い。トルエンを塩素化してつく

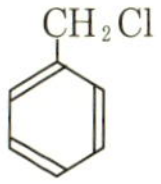

CH₂Cl（ベンジル基）

る。水に不溶。

⑬ ブロモホルム

CHBr₃

有機合成の材料として使われる。無色の液体だがクロロホルムに似た臭いがある。光と空気に不安定で、当たると分解されて黄変する。
・比　　重：2.9

⑭ カドミウム

Cd

低融点の合金に利用される。ニッケル-カドミウム蓄電池に使われる。水銀とアマルガムをつくる。銀白色で青味がかった光沢のある金属で、通常は棒状、シート状または粉状にして利用する。硝酸に侵されやすい。
・融　　点：321 ℃
・比　　重：8.7

⑮ 炭酸カドミウム

CaCO₃

研究用試薬。板状結晶。アンモニウム塩や希塩酸に可溶、水に不溶。

・比　　重：4.3

⑯ 塩化カドミウム

　　　　CdCl$_2$

染料や更紗染めに使われる。また、カドミウムイエローの原料として使われたり、電気版術に用いたり、硫黄化合物の分析など用途は広い。潮解性結晶。水、アセトンに可溶、アルコール類やエーテルには不溶。

⑰ 酸化カドミウム

　　　　CdO

半導体の素材、蓄電池の電極、有機反応の触媒、電気メッキ、セラミックの釉薬(うわぐすり)などに使われる。暗褐色の結晶。希酸に可溶、水に不溶。

⑱ 硫化カドミウム

　　　　CdS

安定性のある顔料として有用。ガラス、繊維、紙、ゴム、石鹸の着色用。シンチレーション計数管、半導体、蛍光板などに使われる。淡黄色結晶。希酸、とくに希硝酸に可溶、水に不溶。昇華性がある(980℃で昇華)。

⑲ p-クロロアニリン

有機合成中間体。正六面体結晶。温水およびほかの有機溶

(NH₂-C₆H₄-Cl構造式)

媒に可溶。
- 融　　点：72.5 ℃

⑳ クロロホルム

CHCl₃

溶媒として用途が広く、油脂類、ワックス、ゴム、樹脂類に多用される。洗浄剤としても有用。また、麻酔性が強いため、馬の麻酔薬としても使われる。無色の液体で、蒸発しやすく特有臭がある。有機溶媒には可溶、水に不溶。不燃性。
- 沸　　点：61 ℃

㉑ p-クロロフェノール

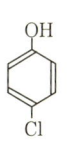

(OH-C₆H₄-Cl構造式)

防腐剤に用いられることがある。針状結晶で、フェノール臭がある。有機溶媒に易溶、水に難溶。

㉒ クロム

Cr

ステンレススティールなどの合金に使われ、耐久性や抵抗力を向上させる。クロムメッキとしても多用される。灰色

5　発ガン物質

のステンレス光沢をもった超硬度な金属である。希塩酸や希硫酸には溶けるが、希硝酸には侵されない。空気中では非常に安定。

㉓ 酸化クロム

Cr_2O_3

研磨剤、半導体原料、色ガラス用原料、布地や紙幣の印刷剤および化学反応の触媒などに使用される。緑色結晶で、水晶、トパーズ、ジルコンよりも結晶体は硬度が大。加熱すると褐変するが、冷えると緑色に戻る。
・融　　点：2 435 ℃

㉔ 無水クロム酸

CrO_3

クロムメッキ、アルミニウムの電解薄膜用、さび止め、油脂の精製などに使用される。暗赤色のプリズム形結晶。潮解性がある。水溶性できわめて酸化力が強い。激しく反応して、ほとんどの有機物を酸化分解し、発火することもある。

㉕ コバルト

Co

合金として重要。コバルト原子爆弾は、水素爆弾の周囲をコバルトで覆ったもので、爆発する半減期の長いコバルト

60(5.3年)を放出するため、ダーティ爆弾とも呼ばれる。灰色の硬い磁性のある金属。空気や水に安定だが、希硝酸や希塩酸には侵されやすい。

㉖ o-クレゾール

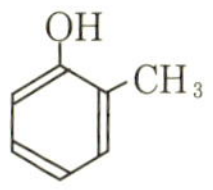

消毒剤や溶剤に用いる。無色の液体でフェノール臭がある。有機溶媒やアルカリに可溶、水に難溶。空気や光に当たると褐変する。

㉗ m-クレゾール

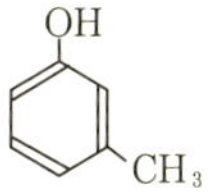

消毒剤、写真現像、爆薬に使用される。黄色液体で、フェノール臭がある。アルカリ液や有機溶媒に易溶、水に難溶。

㉘ p-クレゾール

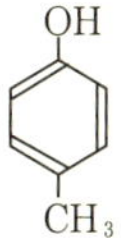

フェノールに準じた使用法である。板状結晶で、フェノール臭がある。有機溶媒やアルカリに可溶、水に難溶。水蒸気蒸留が可能。

5 発ガン物質

㉙ クロトンアルデヒド

CH₃CH=CHCHO

可燃性のガス漏れの検知剤に利用、ゴムの酸化防止剤、有機合成の中間体として有用である。催涙性がある。無色液体で、刺激臭が強い。可燃性。酸化されやすく、クロトン酸に変化する。

㉚ クペロン

分析試薬として金属中から銅、鉄の分離定量に使用される。アルミニウムの呈色分析にも適用される。針状結晶。水やアルコールなどの有機溶媒に可溶。バナジウムとは暗赤色沈殿を、チタンとは黄色沈殿を生ずる。

㉛ 4,4′-ジアミノジフェニルメタン

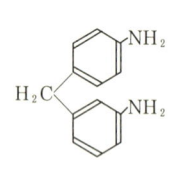

タングステン、硫酸塩の分析用、アゾ染料の原料、さび止め剤。板状結晶。有機溶媒に可溶、水に難溶。

㉜ 1,2-ジブロモエタン

BrCH₂CH₂Br

有機合成中間体。肝臓に壊疽を起こす。催涙性もある。無

色液体で、クロロホルム臭がある。光に分解されやすい。
・比　　重：2.2

㉝ 1,2-ジクロロエタン

$ClCH_2CH_2Cl$

油脂、ワックス、樹脂、ゴムなどの溶媒に適している。抽出溶媒にも用いられるが、肝臓や腎臓に障害を与える。無色液体で、甘酸っぱい匂いがする。煙を上げて燃えるが、蒸気に刺激性がある。
・沸　　点：83℃

㉞ 2,4-ジクロロフェノキシ酢酸

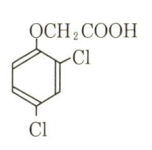

2,4-Dの名で、除草効果を有する植物ホルモンとして多く使用された。製法特許は多数。目や皮膚に刺激性がある。ナトリウム塩や各種エステル類も同じ目的で用いられる。針状結晶。有機溶媒に可溶、水に不溶。

㉟ 硫酸ジエチル

$(C_2H_5)_2SO_4$

有機化合物のエチル化剤として有用である。無色で粘稠性の液体でハッカ臭がある。冷水に不溶だが、熱水で分解して硫酸モノエチルとアルコールになる。経時変化とともに

着色分解する。
・沸　　点：200 ℃ で熱分解する。

㊱ N,N-ジメチルホルムアミド

　　　　　HCON(CH$_3$)$_2$

広範囲の有機物の溶媒や吸収剤として重宝される。万能溶剤とも呼ばれている。目、皮膚、粘膜に強い刺激性があり、蒸気は皮膚から浸透し、体内に入り肝臓を痛める。無色液体で、アミン臭がある。水、有機溶媒に易溶、ガス類もよく吸収する。
・沸　　点：153 ℃

㊲ N,N-ジメチルヒドラジン

　　　　　H$_2$NN(CH$_3$)$_2$

ロケットの燃料。皮膚潰瘍性がある。無色のサラサラとした液体。空気中で発煙し黄変する。水とは発熱して溶解する。通常は塩酸塩として取り扱う。可燃性、潮解性がある。
・沸　　点：64 ℃

㊳ 硫酸ジメチル

　　　　　(CH$_3$)$_2$SO$_4$

有機合成のメチル化剤として有用。戦闘用毒ガス。臭いも刺激性もないが、きわめて毒性が強く、症状は吸引や皮膚浸透後、量によっては数日後死に至ることがある。肺炎、

目や口の壊疽、呼吸困難になる。少量でも、長期の接触は肝臓、腎臓、心臓にダメージを与える。無色で粘性のある液体。二硫化炭素と炭化水素を除き、ほとんどの有機溶媒に可溶である。水とは常温でも加水分解される。常圧蒸留では熱分解する。

㊴ 1,4-ジオキサン

セルローズ、樹脂、ワックス、染料をはじめとする数多くの有機化合物の優秀な溶媒。皮膚、肺、呼吸器官に損傷を与えることがある。無色の液体で甘い匂いがする。空気と触れると過酸化物をつくり爆発することがある。水と共沸体をつくる。可燃性。

- 融　　点：11 ℃
- 沸　　点：101 ℃

㊵ 5,5-ジフェニルヒダントイン

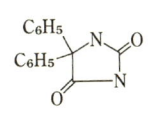

てんかん治療剤、ナトリウム塩として使用されることが多い。白色微粉末。有機溶媒に難溶、水に不溶。

- 融　　点：295 ℃

5 発ガン物質

㊶ アクリル酸エチル

$CH_2=CHCOOC_2H_5$

ペンキ、接着剤、繊維、塗料などの重要な原料。目、皮膚、呼吸器官を刺激し、ときには昏睡やけいれんを引き起こす。催涙性がある。強烈な特有臭がある無色液体。光、熱、過酸化物で容易に重合し、アクリル樹脂になる。

- 沸　　点：99 ℃

㊷ 塩化エチリデン

CH_3CHCl_2

ポリ塩化エチリデンの合成中間体。麻酔性があり、肝臓障害を引き起こす。無色液体でクロロホルムに似た臭いがある。アルコールに易溶、水に難溶。

- 沸　　点：58 ℃

㊸ 酢酸ゲラニル

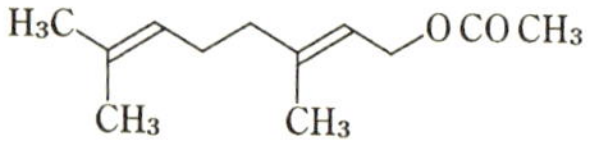

香水製造の重要な成分。水仙臭。無色液体で甘い芳香がある。

- 沸　　点：242 ℃で分解

㊹ ゲルマニウム

Ge

ゲルマニウムダイオードとしてトランジスターなど電子工

業分野で多用。赤外線を通すガラスの製造や歯科用合金の原料となる。赤色蛍光体に用いる。灰白色で光沢のあるもろい金属で、導電性はほとんどない。王水には可溶、酸、アルカリには不溶。空気中では比較的安定だが、600 ℃ 以上に熱すると、酸化される。過酸化水素水では、室温でも酸化物になる。粉体は、塩素や臭素と激しく反応する。

㊺ ヘキサクロロエタン

CCl_3CCl_3

特殊薬品(爆薬など)の溶媒、セルロイドの樟脳代替品、生ゴムの硬化促進剤として使われる。塊状結晶で樟脳類似のにおいがある。有機溶媒に可溶、水に不溶。昇華性がある。

・沸　　点：187 ℃

㊻ ヒドラジン

H_2NNH_2

ロケット燃料として重要。毒性が強く、催涙性がある。無色の液体でアンモニアに似た不快臭がある。空気中で発煙する。紫色の炎を出して燃え、ときには蒸留中に金属片や光が当たると爆発する。強力な還元剤で多くの無機物や有機物を溶かす。水と共沸混合物をつくる(沸点：120 ℃、ヒドラジンを 55 mol % 含む)。

・沸　　点：113 ℃

5 発ガン物質

㊼ 塩化ヒドラジニウム

$H_2NNH_2 \cdot 2HCl$

塩化水素ガス中の微量の塩素補足剤。白色粉末。水に易溶、アルコールに難溶。

・融　　点：198 ℃

㊽ 硫酸ヒドラジニウム

$H_2NNH_2 \cdot H_2SO_4$

ニッケル、コバルト、カドミニウムの重量分析用やレアアースメタルの精製用および溶解金属の酸化防止剤、金属スラッグの分析での還元剤。テルリウムからポロニウムの分離用試薬およびカビや菌類の分解薬として有用。ガラス状の板状結晶。水に可溶、アルコールに不溶。

・融　　点：254 ℃

㊾ 塩化 β-メタリル

$$CH_2=\underset{\underset{CH_3}{|}}{C}-CH_2Cl$$

殺虫剤や消毒用くん蒸剤および有機合成用。無色液体。

・沸　　点：71 ℃

㊿ ヨウ化メチル

CH_3I

メチル化剤のほか、高屈折率のため顕微鏡検査用、珪藻類検査の固定剤として使われる。無色の液体。アルコールに

易溶、水に難溶。光に当たると褐変する。
- 沸　　点：42.5 ℃

(51) メタンスルホン酸メチル

$CH_3SO_2OCH_3$

重合触媒およびエステル化剤。刺激性が強い。無色液体。ジメチルホルムアミドやプロピレングリコールに可溶、水に難溶。
- 沸　　点：203 ℃

(52) 6-メチル-2-チオウラシル

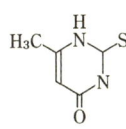

抗甲状腺治療剤だが副作用として発熱、皮膚障害を起こす。医薬品。板状結晶で、苦みがある。アンモニアやアルカリ水酸化溶液には可溶、水などほとんどの有機溶媒には不溶。昇華性がある。
- 沸　　点：327 ℃で熱分解。

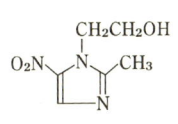

(53) メトロニダゾール

トリコモナス特効薬だが、眠気や吐き気などの副作用を起こす。白血球減少症の可能性がある。クリーム色の結晶。希酸に可溶、水などほとんどの有機溶媒に難溶。
- 融　　点：160 ℃

5 発ガン物質

㊵ ミヒラーケトン

$$(CH_3)_2N-\bigcirc-CO-\bigcirc-N(CH_3)_2$$

各種染料の主原料。薄緑色の板状結晶。アルコール、ベンゼンに可溶、エーテルに難溶、水に不溶。

・融　　点：172 ℃

㊺ 水酸化ニッケル

$$Ni(OH)_2$$

ニッケル化合物の基本原料。緑色の粉末。400 ℃ 以上に加熱すると、酸化しながら発火して、黒色の酸化ニッケルになる。希酸やアンモニアに可溶、水に不溶。

㊻ 酸化ニッケル

$$NiO$$

陶磁器の塗料。緑色の粉末。熱すると、黄変する。酸に可溶、水に不溶。

㊼ オーラミン

$$(CH_3)_2N-\bigcirc-\underset{\underset{NHHCl}{\|}}{C}-\bigcirc-N(CH_3)_2$$

代表的な塩基性染料。鮮明で着色力の大きい黄色の粉末。

(58) アザチオプリン

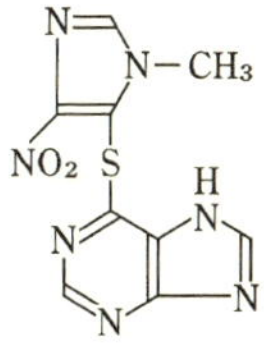

医薬品(とくに含硫黄アミノ酸)の合成中間体として重要。塊状結晶。プリン-6-チオールと5-クロロ-1-メチル-4-ニトロイミダゾールより合成。

・融　　点：243 ℃(分解)

(59) *o*-フェニレンジアミン

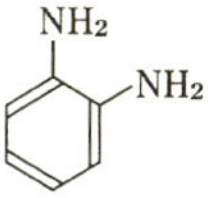

染料工業の原料。褐色の結晶。*o*-ニトロアニリンを亜鉛で還元してつくる。

・融　　点：103 ℃

(60) フェニルヒドラジン

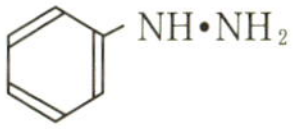

染料の原料、ニトロンの爆発防止安定剤。糖類、ケトン類、アルデヒド類の合成試薬。無色の液体で、芳香性がある。光や空気に接触すると、暗赤色に変化する。有機溶媒に可溶、水に難溶である。

(61) ローザニリン

多くの染料の中間原料、防菌剤などに使われる。赤褐色結晶だが、アルデヒドを加えると、赤紫色を呈する(シッフ

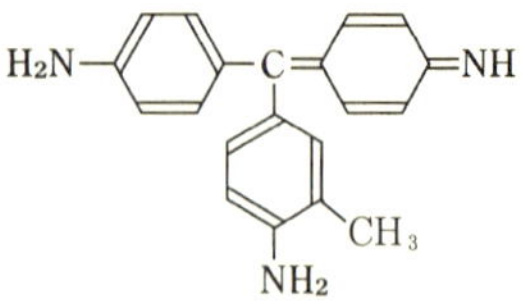

試薬）。アルコール、酸に可溶、水に難溶。

・融　　点：186 ℃（分解）

(62) 6-プロピル-2-チオウラシル

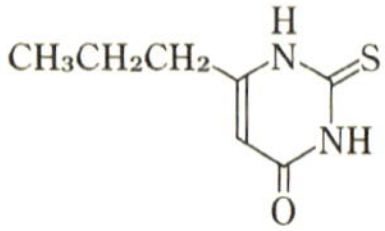

甲状腺治療薬。副作用として白血球減少症、皮膚炎や発熱を伴うことがある。新陳代謝の鎮痛剤として有用。視覚や触覚的には、デンプン様で苦みがある粉末。アンモニアやアルカリに可溶、水や有機溶媒に難溶。

・融　　点：220 ℃

(63) 2-ニトロプロパン

$CH_3CH(NO_2)CH_3$

酢酸セルロース、ビニール樹脂、ラッカー合成ゴム、染料などの溶剤、有機合成の中間体、発射火薬用などに使用される。副作用として、下痢、吐き気、嘔吐をもよおす。無色の液体。有機溶媒、酢酸セルロースに可溶。

・沸　　点：120 ℃

(64) 臭素酸カリウム

$KBrO_3$

パンや小麦粉の漂白剤、肛門

治療薬などに使用される。副作用として下痢、嘔吐、腎臓障害を起こす。白色結晶。370℃以上に加熱すると、酸素を放出して分解する。水に可溶、アルコール類に不溶。

・融　　点：350℃

⑥⑤ プロピレンオキシド

$$CH_2-CH-CH_3$$ (O)

有機合成の中間体。エーテルに似た無色の液体。アルコールに、エーテルに易溶、水に難溶。

・沸　　点：35℃

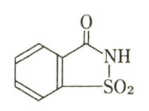

⑥⑥ サッカリン

砂糖禁止の患者用のカロリーゼロの甘味料、水に可溶なアンモニウム塩の形で、液体甘味剤に使われる。砂糖の約550倍の甘味を有する。単斜結晶。炭酸アルカリに易溶、温水に可溶、冷水に難溶。

・融　　点：224℃

⑥⑦ クロム酸カリウム

K_2CrO_4

エナメル、なめし革の仕上用、金属のさび止め用。湿疹、アレルギー、皮膚障害を起こす。鼻炎の可能性もあり。レモン色の結晶。水に難溶、アルコールに不溶。

- 融　　点：975 ℃

⑱ チオ尿素

H_2NCSNH_2

写真定着液、印画紙清浄剤、樹脂の原料、ゴムの硬化促進剤、ビスマス、セレンイオンの分析試薬。甲状腺腫原物質。塊状結晶。水、アルコールに難溶、エーテルに不溶。金属塩と複合体をつくる。

- 融　　点：176 ℃

⑲ 二クロム酸カリウム

$K_2Cr_2O_7$

多くの素材の染料に使用される、ワックス、オイル、スポンジ、防水布の漂白用、有機物の酸化剤。防腐剤、収束剤、腐食剤としても有用である。多量に取り扱うと、手足に潰瘍ができる。また、鼻の粘膜をただれさせる。赤橙色結晶。二クロム酸ナトリウムと違って潮解性はない。500 ℃で熱分解。水溶性。

⑳ スチレン

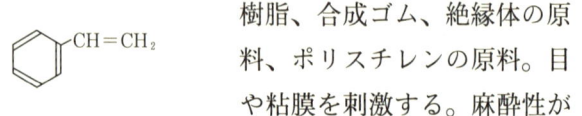

樹脂、合成ゴム、絶縁体の原料、ポリスチレンの原料。目や粘膜を刺激する。麻酔性がある。無色の液体で不快な刺激臭がある。水に難溶、有機

溶媒に可溶。光や空気の存在下で重合し、過酸化物では急激に反応する。200℃に熱すると、絶縁力の高い透明なポリスチレンに変化する。可燃性。

・沸　　点：145℃

⑦1 重クロム酸ナトリウム

$Na_2Cr_2O_7$

有機化学工業での酸化剤として多用、油脂類の漂白剤、石油類の精製用。防腐剤、収束剤、腐食剤、皮膚や粘膜に刺激性あり。オレンジ色の結晶。水に易溶。潮解性あり。

⑦2 2,4,6-トリクロロフェノール

殺菌剤、防腐剤。針状結晶で強いフェノール臭がある。有機溶媒に可溶、水に不溶。水蒸気蒸留可能。

・融　　点：69℃

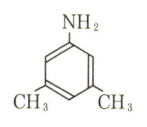

⑦3 キシリジン

染料工業の重要な原料。アンモニアに似た特有臭をもつ無色液体。6個の異性体の混合物。有機溶媒や酸に可溶、水に不溶。

・沸　　点：213〜226℃

5 発ガン物質

⑭ o-トルイジン

CH₃ / NH₂ (ベンゼン環)

各種染料の原料、織物の捺染用。血尿を引き起こすことがあるが、膀胱腫瘍になることはない。淡黄色の液体。空気や光に当たると、赤褐色に変化する。

- 沸　　点：200 ℃

⑮ チオアミド

CH_3CSNH_2

硫化水素の代替品(実験室内)。肝臓障害の可能性がある。塊状結晶で、メルカプタン臭がある。水、エタノール類に難溶。

- 融　　点：113 ℃

⑯ 4,4′-テトラメチルジアミノジフェニルメタン

$(CH_3)_2N$-〈 〉-CH_2-〈 〉-$N(CH_3)_2$

鉛の分析試薬。光沢性のある板状結晶。有機溶媒や酸に可溶、水に不溶。390 ℃ で昇華する。

- 融　　点：90 ℃

⑰ 1,1,2-トリクロロエタン

$CH_2ClCHCl_2$

油脂、ワックス、樹脂、アルカロイドなどの溶剤。目や粘

膜を刺激する。麻酔性がある。無色の液体で芳香性がある。有機溶媒に可溶、水に不溶。不燃性。

・沸　　点：113 ℃

⑱ テトラクロロエチレン

$Cl_2C=CCl_2$

　　　ドライクリーニング溶剤用、金属の油脂取り用および一般溶剤、十二指腸虫の駆虫剤。サナダムシ、ギョウ虫、肝臓寄生虫にも効果がある。高濃度では、麻酔性、皮膚の脱脂作用から皮膚炎を起こす。無色の液体でエーテル臭がある。有機溶媒に可溶、水に不溶。不燃性。

・沸　　点：121 ℃

⑲ 1,1,2,2-テトラクロロエタン

$Cl_2CHCHCl_2$

　　　不燃性溶剤として用途が広い。有機合成反応の溶媒。汚れ落とし用。土壌殺菌消毒、除草剤や殺菌剤の一成分。内臓疾患の原因物質の一つ。無色液体で、クロロホルム臭の窒息感がある。不燃性で重い。有機溶媒に可溶、水に不溶。とくに塩化系炭化水素には溶解性が強い。

・比　　重：1.59
・沸　　点：146 ℃

5 発ガン物質

⑧ ニトリロ三酢酸

N(CH$_2$COOH)$_3$

硬水の軟化剤、界面活性剤への添加剤として有用。水溶性二ナトリウム塩 HOOC・CH$_2$N(CH$_2$COONa)$_2$ は、キレート滴定の試薬として用いられる。放射能汚染除去剤としても有効。アンモニアとモノクロロ酢酸からシアン化カリウムとホルマリンの作用で得られる。白色結晶または粉末。水に難溶。アルカリ土類金属や遷移金属と水溶性の安定なキレート化合物を生成する。

- 融　　点：247 ℃（分解）

⑧ 4-ニトロキノリン-N-オキシド

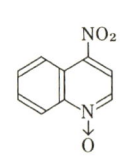

合成試薬。黄色針状結晶。アセトンに可溶、メタノール類に難溶、水に不溶。光に不安定なので、褐色ガラス容器にて暗所冷凍保存する。

- 融　　点：153 ℃
- 精 製 法：キノリン-N-オキシド水和物の濃硫酸溶液を70 ℃ に加温し、硝酸を反応させる。反応混合物を大量の氷水に注ぐと、橙黄色粉末が析出する。水洗後、アセトンより再結晶精製する。

(82) 塩化ビニル

$CH_2=CHCl$

ポリ塩化ビニル(PVC)の原料として多用された。無色の気体。光などで重合しやすい。

(83) 1,1-ジクロロエタン

$Cl \cdot CH_2CH_2Cl$

有機溶媒として有用。甘い香りのする気体。蒸気は刺激性がある。

・沸　　点：83℃

(84) 2-ブタノン

$CH_3COCH_2CH_3$

有機溶媒として幅広く使われる。アセトンに似た臭いの可燃性液体。

・沸　　点：73℃

(85) フルオロベンゼン

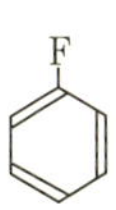

ベンゼン臭の無色液体。有機溶媒に可溶。水に不溶。

・沸　　点：85℃

(86) トリクロロエチレン

有機物の洗浄に用いられる。不燃性の無色の液体。クロロ

5 発ガン物質

$CHCl=CCl_2$

ホルム臭がする。水に不溶だが、多くの有機物を溶かす。

・沸　　点：87℃

㉘ 2-ブロモ-1-クロロエタン

CH_2ClCH_2Br

溶媒として有用。特有の臭いのする不燃性の高屈折率の液体。水に不溶。

・沸　　点：80℃

㉙ クロロベンゼン

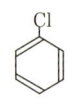

有機合成の原料。ベンゼン臭の無色液体。有機溶媒に可溶。水に不溶。

・沸　　点：131℃

㉚ 1,4-ジクロロベンゼン

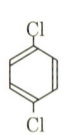

有機合成の原料。ナフタレン臭をもつ。昇華性がある。板状結晶。有機溶媒に可溶。水に不溶。

・融　　点：53℃

⑨⓪ 1,3-ブタジエン

$$CH_2=CHCH=CH_2$$

合成樹脂の原料として化学工業では重要な原料。無色の気体。重合しやすく、可燃性である。

⑨① ジクロロメタン

$$CH_2Cl_2$$

安価な有機溶媒として有用。不燃性の無色の液体。水に難溶。
- 沸　　点：40℃

⑨② 1,1-ジクロロエチレン

$$CCl_2=CH_2$$

ポリ塩化ビニリデンの原料として大量につくられる。有機合成の原料としても有用。クロロホルム臭の不燃性液体。
- 沸　　点：32℃

⑨③ トランス-1,2-ジクロロエチレン

$$\underset{Cl}{CH}=\overset{Cl}{CH}$$

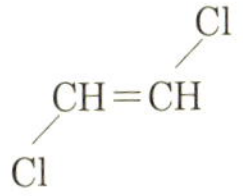

有機合成の原料。光や酸素に不安定な無色の液体。
- 沸　　点：47℃

⑨④ シス-1,2-ジクロロエチレン

有機合成の原料。刺激性のある不安定な有機溶媒。重合し

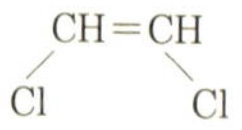

5 発ガン物質

$$\underset{Cl}{CH}=\underset{Cl}{CH}$$

やすい。
・沸　　点：60℃

⑨5 1,1,1-トリクロロエタン

CCl_3CH_3

金属屑の洗浄剤として多用される。不燃性のクロロホルム臭のする液体。有機溶媒に可溶、水に不溶。
・沸　　点：74℃

⑨6 1,2-ジクロロプロパン

$CH_2Cl \cdot CHCl-CH_3$

有機合成の原料。クロロホルム臭の不燃性液体。有機溶媒に可溶。水に不溶。
・沸　　点：105℃

⑨7 ブロモジクロロメタン

$CHBrCl_2$

有機合成の原料として有用。高屈折率の不燃性液体。有機溶媒に可溶。
・沸　　点：87℃

⑨8 1,3-ジクロロプロパン

$ClCH_2CH_2CH_2Cl$

有機溶媒として有用。クロロホルム臭の無色液体。

- 沸　　点：120℃

⑨⑨ トルエン

CH₃ (benzene ring)

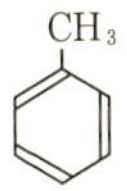

融点の高い溶媒としてベンゼンの代用に使用される。ベンゼン臭の可燃性液体。

- 沸　　点：110℃

⑩⑩ m-キシレン

CH₃, CH₃ (benzene ring)

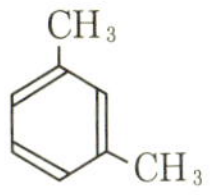

ベンゼン臭のある安価な有機溶媒。イソフタル酸合成の原料に使用される。可燃性の無色液体。

- 沸　　点：139℃

⑩① p-キシレン

CH₃, CH₃ (benzene ring)

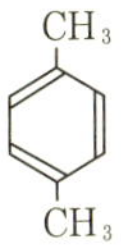

低温では無色プリズム状結晶。多くの有機溶剤に可溶。ポリエステルの原料であるテレフタル酸の出発物質として重要。

- 融　　点：13℃
- 沸　　点：137℃

5 発ガン物質

⑩2 o-キシレン

可燃性液体。アルコール、エーテルに可溶。水に不溶。
- 沸　　点：144℃

⑩3 1-ブロモ-4-フルオロベンゼン

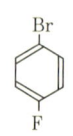

有機合成の原料として用いられる。特有臭のある不燃性液体。光に不安定で変色する。保存は褐色ビンで保管。
- 沸　　点：150℃

⑩4 2,4,5,6-テトラクロロ-メタ-キシレン

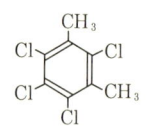

有機合成中間体として用いられる。無色板状結晶。
- 融　　点：220℃

⑩5 ヘキサクロロシクロヘキサン(BHC)

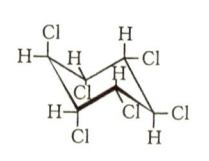

9種の異性体があり(2種は鏡像体)、α、β、γ、δおよびεが知られている。この中ではγ体が殺虫力が強いため、農薬とくに殺虫剤として有用。塊状結晶。蒸気を吸収すると、頭痛、吐き気、下痢などの急性毒性を示し、肝臓

ガンの原因となる。
- 融　　点：α-体 157℃、β-体 310℃、γ-体 113℃、δ体 132℃

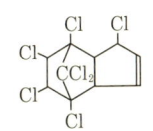

⑯ ヘプタクロール

綿花の害虫に対する殺虫剤として特効性のある有機塩素系農薬で、皮膚や肺から吸収され激しい嘔吐や下痢を起こし、肝臓障害から肝臓ガンや大腸ガンに至る。

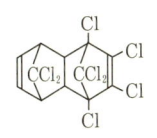

⑰ アルドリン

殺虫剤の原料。有機溶媒に可溶の針状結晶。水に不溶。
- 融　　点：104℃

⑱ ヘプタクロールエポキシド

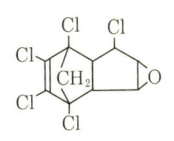

殺虫剤の原料。アセトンに易溶。アルコールに可溶の板状結晶。水に難溶。
- 融　　点：106℃

⑲ ジエルドリン
殺虫剤の原料。板状結晶。有機溶媒に可溶。水に不溶。酸、

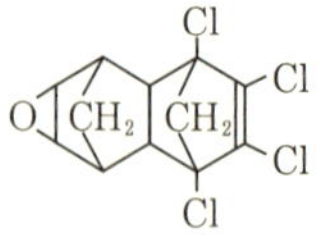

アルカリに安定。
・融　　点：176℃

⑩ *p, p'*-DDE

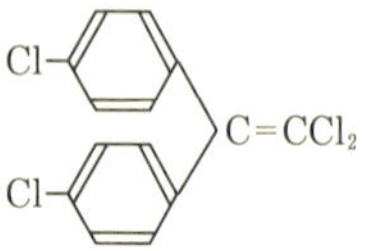

殺虫剤の原料。多くの有機溶媒に可溶の無色塊状結晶。水に不溶。
・融　　点：88℃

⑪ エンドリン

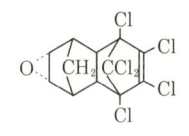

殺虫剤の原料。皮膚から体内に吸収され、とくに肝臓障害を起こし、肝臓ガンになることが多い。

⑫ *p, p'*-DDD

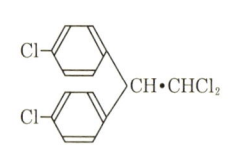

殺虫剤の原料。多くの有機溶媒に可溶の無色塊状結晶。水に不溶。
・融　　点：110℃

⑬ *p, p'*-DDT

殺虫剤の原料。無色の針状結晶。アルコールに可溶、アセ

トンに易溶。水に不溶。
・融　　点：109℃

⑭ メトキシクロル

殺ダニ剤の原料。無色塊状結晶。アルコールに可溶。水に不溶。

・融　　点：78℃

⑮ ディルドリン

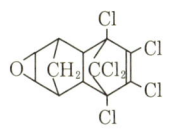

殺虫剤の原料。ディルドリン中毒は、消化器、呼吸器、皮膚から体内に吸収され、主に脂肪の多い繊維や臓器に蓄積される。肝臓ガン、肺ガンの要因とされている。

⑯ 2-ニトロキシレン

有機合成の原料。無色液体。有機溶媒に可溶。水に不溶。
・沸　　点：237℃

⑰ アトラジン

除草剤の原料。針状結晶。エーテル、クロロホルムに可溶。

水に不溶。
- 融　　点：171℃

⑱ プロパジン

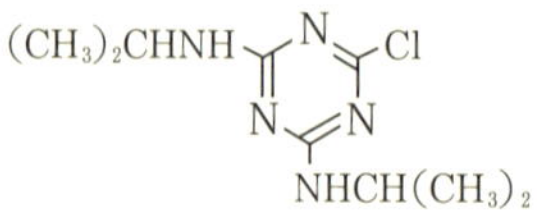

(CH₃)₂CHNH―[N=Cl triazine]―NHCH(CH₃)₂

除草剤の原料。針状結晶。水に不溶。
- 融　　点：213℃

⑲ シマジン

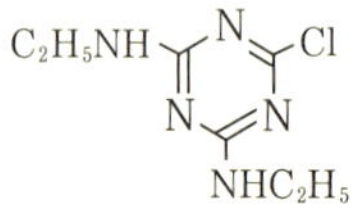

C₂H₅NH―[triazine―Cl]―NHC₂H₅

除草剤の原料。針状結晶。アルコールに可溶。水に不溶。
- 融　　点：226℃

⑳ アメトリン

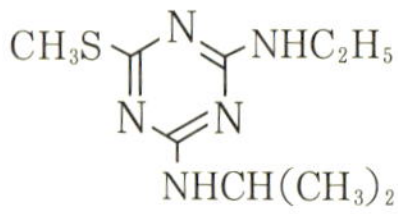

CH₃S―[triazine―NHC₂H₅]―NHCH(CH₃)₂

除草剤の原料。針状結晶。有機溶媒に可溶。水に不溶。
- 融　　点88℃

㉑ プロメトリン

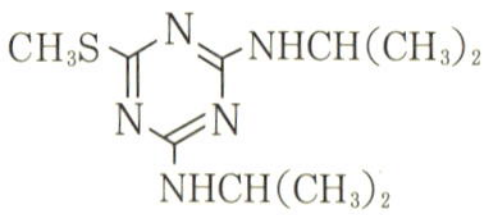

CH₃S―[triazine―NHCH(CH₃)₂]―NHCH(CH₃)₂

除草剤の原料。針状結晶。有機溶媒に可溶。水に不溶。
- 融　　点：118℃

(122)シメトリン

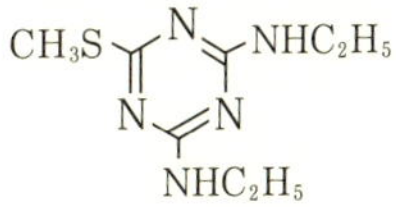

除草剤の原料。針状結晶。有機溶媒に可溶。水に不溶。

・融　　点：82℃

6 ダイオキシン、PCB の発ガン性

　ダイオキシンは、正式にはポリ塩化ジベンゾパラジオキシン（PCDD）という。塩素系農薬を合成したり、漂白に塩素を使ったときに副生成物として発生する。過去に使用されたベトナム戦争の枯葉剤 2,4-D にも含まれている。もう一つの発生源は、ゴミの焼却で、塩素を含んだプラスチックや残飯、動物の死骸などを比較的低温で燃やすと、燃焼中に塩素と他の有機物が反応してダイオキシンを生成する。これが現在、環境中のダイオキシンの主発生源と考えられている。PCB（ポリ塩化ビフェニル）は、$C_{12}H_{10-n}Cl_n$ をもつ物質の総称で、絶縁体として優秀な性能をもっているため、コンデンサー用に莫大な量が化学的に合成された。それが処理できず、至る所で汚染源となっている。ダイオキシンとPCB は、1 分子内に塩素を多数含んでいること、分解が非常に困難であること、毒性（発ガン性）などが似ている。

　ダイオキシンや PCB の毒性は、比較的大量に摂取した場合の急性毒性と、ごく微量な量を長期間にわたり摂取した場合の慢性毒性に分けられる。ラットを使った急性毒性については、半致死量 LD_{50} がダイオキシンの場合、体重 1 kg 当たり 100 万分の 4 g という微量で、この毒性の量は、青酸カリの約 10 000 倍である。

　ダイオキシンや PCB の毒性の現れ方は、青酸カリやサ

6 ダイオキシン、PCB の発ガン性

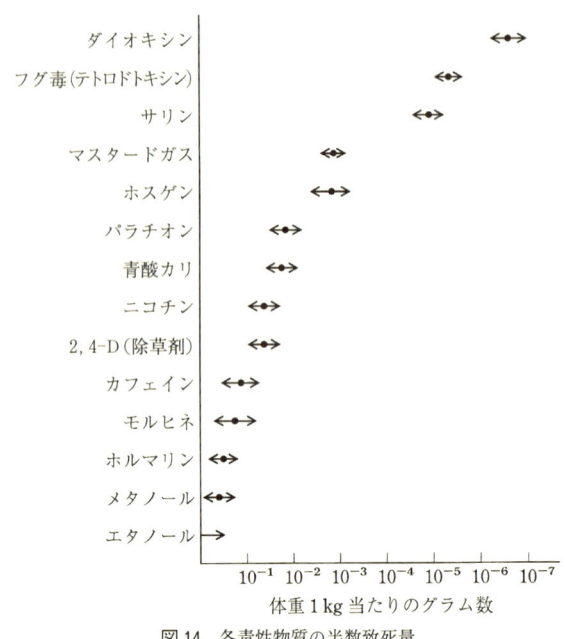

```
ダイオキシン                              ←●→
フグ毒(テトロドトキシン)                  ←●→
サリン                                ←●→
マスタードガス                    ←●→
ホスゲン                        ←●→
パラチオン                  ←●→
青酸カリ                  ←●→
ニコチン                ←●→
2,4-D(除草剤)           ←●→
カフェイン          ←●→
モルヒネ            ←●→
ホルマリン        ←●→
メタノール        ←●→
エタノール        →
              10⁻¹ 10⁻² 10⁻³ 10⁻⁴ 10⁻⁵ 10⁻⁶ 10⁻⁷
                    体重1kg当たりのグラム数
```

図14　各毒性物質の半数致死量

リンの場合と異なる。青酸カリやサリンは、一定量を投与すると、すぐに死亡するが、ダイオキシンや PCB は、急に症状は現れずに、少しずつ体の機能が低下して1ヵ月ぐらいで死亡するという慢性的な消耗型の症状を示す。ダイオキシンや PCB をごく微量、長期投与すると、発ガン症状を示し、そのほか肝臓障害、免疫力低下、造血障害、生殖障害などの症状を示す。

ダイオキシンの基本骨格は、図15に示すように、塩素の縮合する場所により、理論上は75種類が可能である。

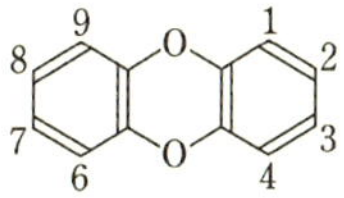

図15 ダイオキシンの基本骨格

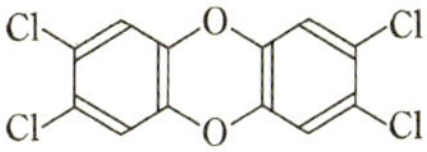

図16 2,3,7,8-四塩化ダイオキシンの構造

そのうちで、最も毒性の強いものが2,3,7,8位に塩素がついたもので、2,3,7,8-四塩化ダイオキシンと呼んでいる（図16）。この毒性を1としたとき、各ダイオキシンの毒性の強さを表した数字をTEF(毒性等価係数)という。

PCB(図17)は、二つのベンゼン環が直接結合したもので、塩素がベンゼン環に結合する仕方により、多数の異性体が生ずる。この中では、3,3′,4,4′,5-五塩化物（図18）が最も毒性が強い。これらの毒性を比較したのが表2に示した値である。

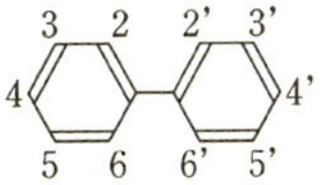

図17 PCBの構造

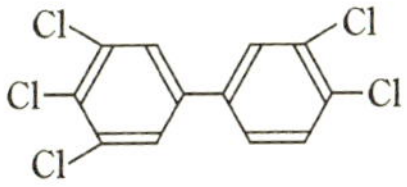

図18 3,3′,4,4′,5-五塩化物の構造

表2 ダイオキシンおよびPCBの毒性の比較
〔文献14),15)より一部引用〕

	塩素結合状態	TEF
ダイオキシン	2, 3, 7, 8-四塩化	1
	1, 2, 3, 7, 8-五塩化	0.5
	1, 2, 3, 4, 7, 8-六塩化	0.1
	1, 2, 3, 6, 7, 8-六塩化	0.1
	1, 2, 3, 4, 6, 7, 8-七塩化	0.01
ＰＣＢ	3, 3′, 4, 4′, 5-五塩化	0.1
	3, 3′, 4, 4′, 5, 5′-六塩化	0.01

7 胃の中での発ガン物質の生成

畜肉や魚肉などの食物の中に含まれている二級アミンは、野菜などの中の亜硝酸と適当な温度(たとえば体温の 36 ℃)と酸性条件のもとで、簡単にニトロソアミン(発ガン物質)を生成する(図 19)。

$$\begin{array}{c}R\\R'\end{array}\!\!\!>\!\!NH + HNO_2 \longrightarrow \begin{array}{c}R\\R'\end{array}\!\!\!>\!\!N\text{-}NO + H_2O$$

二級アミン　　　亜硝酸　　　　　ニトロソアミン

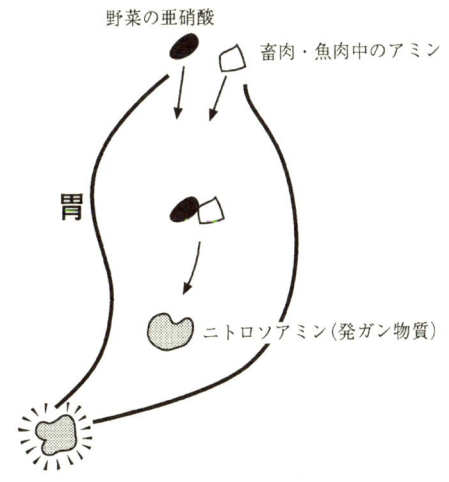

図 18　胃の中での発ガン物質の生成〔文献 16〕を一部改変〕

7 胃の中での発ガン物質の生成

　二級アミンは、魚やタラコには数十 ppm の濃度で含まれている。他方、野菜や穀物中には 15 ppm 程度の亜硝酸が含まれているし、ソーセージやハムには発色兼保存剤として 10〜70 ppm の亜硝酸が添加されている。これらの食物を摂取すると、胃の中でニトロソアミンが生成される。たとえば、成人が1回の食事で 200 g の肉を摂取するとする。含まれる二級アミンは、約 4 mg である。また同時に野菜を 300 g とると、含まれる亜硝酸は約 6 mg である。これらが胃の中で反応すると 8 mg 程度のニトロソアミンが生成されることになる。

　また、WHO などの研究データによれば、体内でつくられるニトロソアミンは、食物中に含まれているものの 100 倍もの量であるという。

　この発ガン物質の生成を、抑制してくれるものの一つがお茶であり、成分のカテキン、ビタミンC、ビタミンEである。実際、緑茶生産量の多い地区に、胃ガンが少ないことが疫学的調査で確認されている[16]。

標準化死亡比(SMR)

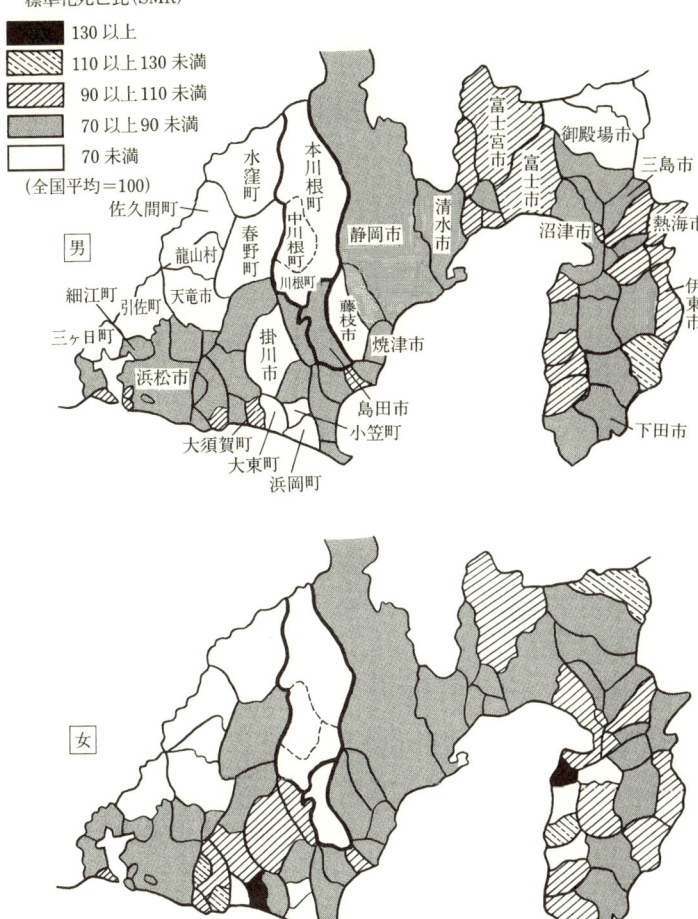

■ 130 以上
▨ 110 以上 130 未満
▧ 90 以上 110 未満
▩ 70 以上 90 未満
□ 70 未満

(全国平均＝100)

男

水窪町
佐久間町
本川根町
中川根町
川根町
春野町
龍山村
細江町
引佐町
三ヶ日町
天竜市
浜松市
掛川市
大須賀町
大東町
浜岡町
島田市
小笠町
藤枝市
焼津市
静岡市
清水市
富士宮市
富士市
御殿場市
三島市
沼津市
熱海市
伊東市
下田市

女

図19　静岡県全域の胃ガン死亡率の分布（ガンマップ）[17]

8 放射線と発ガン

　レントゲンがX線を発見したのは、1895年11月8日の金曜日とされている。その後、ただちに医学の分野にも応用されることになったが、同時に放射線障害を招くことがわかった。発見の翌年には、脱毛や皮膚の放射線炎症が見つかり、20世紀に入ると放射線炎症の後にガンが発生することが報告されている。そのほか職業病として、ピッチブレンドの鉱夫に肺ガンが多発し、夜光時計の文字盤塗装をした人に骨肉腫の発生が記録されている。放射線による人体への影響を考えるとき、本人に直接影響を受ける発ガンなどの身体的なものと、照射を受けた人の子孫に障害の現れる遺伝的影響がある。さらに、多量の放射線を短時間に浴びる急性障害と、低線量で長時間曝されて現れる遅発性の発ガンなどの障害に分けられる[18]。

　放射線を浴びるとDNAに変化が生じ、それが発ガン性のイニシエーターとして働く。何年もの潜伏期を経てガンの進行に変化をもたらす因子として作用するのである。

　放射線物質の放出事故としては、1986年4月26日、チェルノブイリ原子力発電所の事故がある。低出力実験を試みようとして、ミスが重なり連鎖反応が暴走して爆発した。その際、消火活動に従事した一部の人が大線量を被曝し、

8 放射線と発ガン

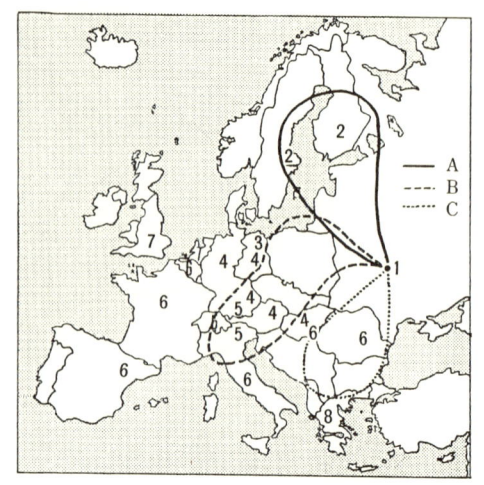

図21 チェルノブイリ原発事故初期の放射性汚染の移動.
図中の数字は、事故日からその国に最初に到着した日数を示す(1988年国連科学委員会報告書より)

急性放射線症の症状を示し28名が死亡した。周囲の人々が受けた線量は、約 0.2 Gy であったが、この程度では急性症状は見られず、問題となったのは発ガンであった。チェルノブイリ事故により甲状腺ガンや白血病の発生が増加したのである[18]。

発ガンと放射線量に関しては、吸収線量 0.3 Gy 近辺では白血病に、0.5 Gy 以上ではそのほかのガンを引き起こす明瞭な結果が得られている。

この事故により、空中に飛び散った放射性核種は風下にあったヨーロッパ諸国を一週間で汚染した。図21から明らかなように放射性核種は大気の風向、風速により大きく

依存し、また雨量によって変化する。日本には、事故後の8日目の5月3日に到着し、2週間で北半球全体が汚染された[19]。

元来、放射線を受けるとガンになることは知られている。正しくは、発ガンする確率が高くなるということである。被曝後、最も早く現れるのは白血病で、ピークは8年後とされている。また被曝時の年齢が若いほど、症状の潜伏期は長い。甲状腺ガンは10年後頃より、乳ガンや肺ガンは20年後より、胃ガン、結腸ガン、骨髄腫は30年後より急激に増加する[18]。これらの結果を表3に示す。これは、直腸ガン、ひ臓ガン、前立腺ガン、リンパ腫の発症率を1とした場合の、他のガンの相対発症率を相対リスクとして数字で表した。

表3 被曝生存者の各種ガン死亡の1Gyにおけるリスク

ガンの種類	相対リスク
白血病	4〜7
食道ガン	2〜3
胃ガン	1〜2
結腸ガン	2〜3
直腸ガン	1
肝臓ガン	1〜2
胆のうガン	2〜3
ひ臓ガン	1
肺ガン	2〜3
乳ガン	3〜4
子宮ガン	2〜3
卵巣ガン	3〜4
前立腺ガン	1
泌尿器ガン	3〜4
リンパ腫	1
骨髄腫	3〜5

なお、チェルノブイリ原発などでの事故における放射性核種としては、^{137}Cs(原子量が137のセシウム放射性同位体。半減期は37年)や^{131}I(原子量が131のヨード放射性同位体。半減期は8日)の挙動が追跡され、その影響が大きい。

9 タバコの煙に含まれる発ガン物質ニトロソアミン類

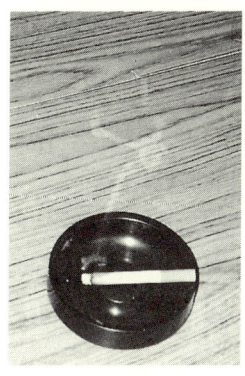

写真3 タバコの煙の中の発ガン物質

植物を燃やすと煙が出るが、その煙に含まれる成分は、植物によって千差万別である。蚊取り線香の除虫菊からは殺虫成分の多い煙が発生する。タバコの葉を燃やした煙からは、ニコチンが発生するが、それは元の葉の性質に由来する。タバコの煙には、このほかにタールをはじめとして数百種の成分が含まれている。その中でも発ガン

1 ニトロソジメチルアミン
2 ニトロソメチルエチルアミン
3 ニトロソジエチルアミン
4 ニトロソジ-n-プロピルアミン
5 ニトロソジ-n-ブチルアミン
6 ニトロソピペリジン
7 ニトロソピロリジン
8 ニトロソモルホリン

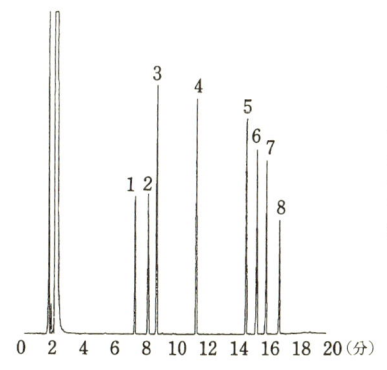

図22 ニトロソアミン類をガスクロマトグラフで分析[20]

9 タバコの煙に含まれる発ガン物質ニトロソアミン類

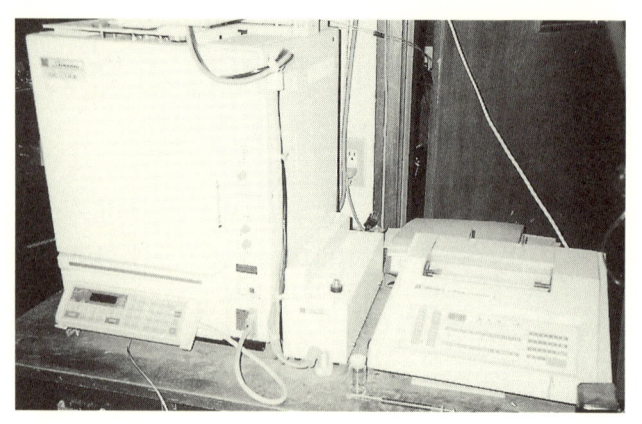

写真4 ガスクロマトグラフ装置

物質であるニトロソアミン類が多数含まれ、発ガンの原因とされている。これらのニトロソアミン類をガスクロマトグラフで分離したのが図22である。

10 環境汚染物質中の発ガン物質

　都市や工業地帯の汚染された大気には、いろいろな発ガン物質が含まれている。車の排ガスも、冷暖房や調理の排気も発ガン物質の源である。都会の人間が田舎の人間より肺ガンによる死亡率が高いことは、周知の事実である。ガスやコークス労働者、ウラン、ニッケル、クロム、ヒ素、アスベストなどに汚染された環境で働く人々には、高頻度で肺ガンが発生している。

　化学汚染物質を排出する工業地帯、とくに合成樹脂の原料を製造する工場の大気中には、微量ながら多数の発ガン物

1 塩化ビニル
2 1,1-ジクロロエタン
3 2-ブタノン
4 クロロホルム
5 1,2-ジクロロエタン
6 ベンゼン, 四塩化炭素
7 フルオロベンゼン
8 トリクロロエチレン
9 2-ブロモ-1-クロロエタン・IS2
10 テトラクロロエチレン
11 クロロベンゼン
12 1,4-ジクロロベンゼン

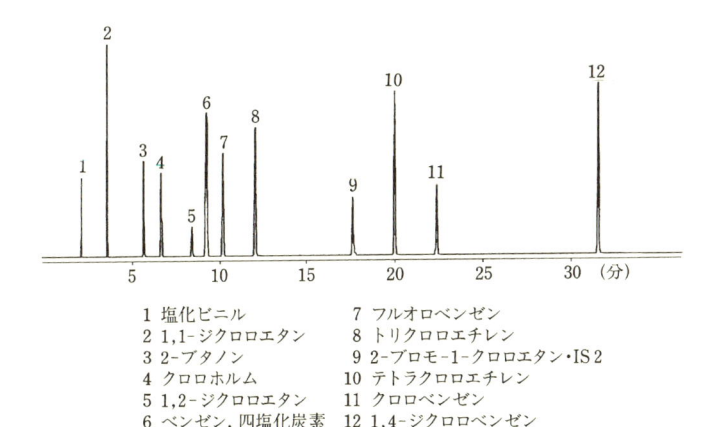

図23　一定の大気をガスクロマトグラフで分析[21]

質が含まれている。一定の大気を採取し、これを特殊真空装置で空気だけを取り除いて濃縮した後、ガスクロマトグラフで分析すると図23のような発ガン物質が検出される。いずれも、常温では液体であるが、大気中では蒸気となって空気と混じり合っている。塩素系の発ガン物質が多いのが特徴で、溶媒や化学工業製品の中間体に使用されるものである。

11 大気および水道水中の発ガン物質

　化学工業地帯の大気を真空容器で捕集し、捕集したサンプルを濃縮管で濃縮後、ガスクロマトグラフで分析した。図24に示すように少なくとも9種類の有害発ガン物質が検出されている。

　水道水を専用の試験管に採り、試料管にパージガスを流す

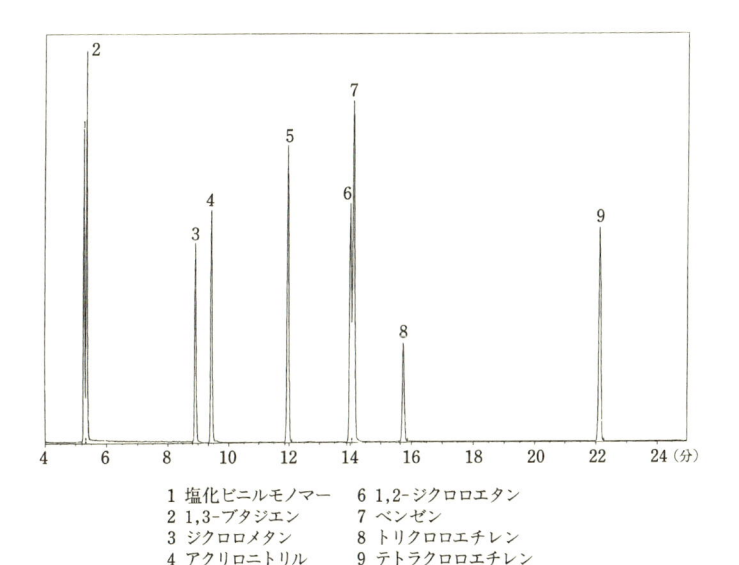

1　塩化ビニルモノマー　　6　1,2-ジクロロエタン
2　1,3-ブタジエン　　　　7　ベンゼン
3　ジクロロメタン　　　　8　トリクロロエチレン
4　アクリロニトリル　　　9　テトラクロロエチレン
5　クロロホルム

図24　大気をガスクロマトグラフィーで分析[22]

11 大気および水道水中の発ガン物質

ことで水中の揮発性物質を強制的に追い出す。これらの成分は、吸着剤にいったん保持し、加熱脱離してガスクロマトグラフで分析する。水道水に添加されている塩素

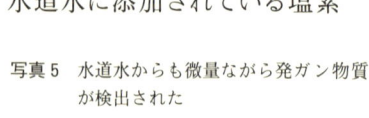

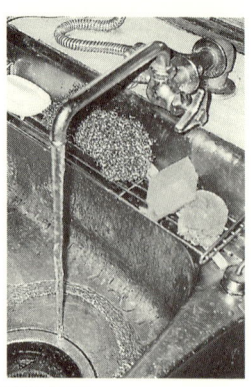

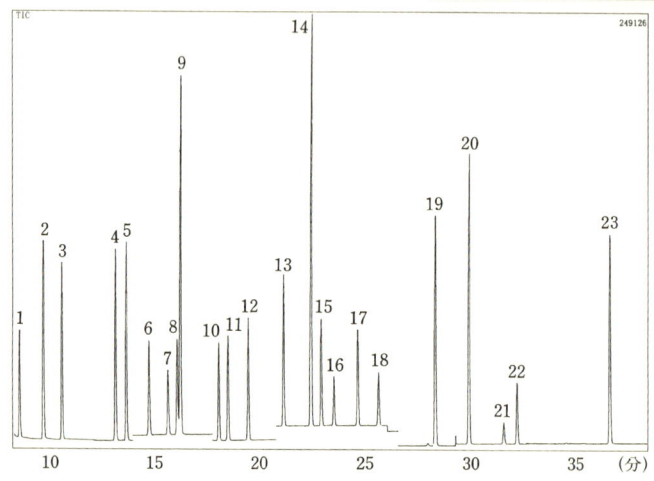

写真5 水道水からも微量ながら発ガン物質が検出された

1 1,1-ジクロロエチレン
2 ジクロロメタン
3 トランス-1,2-ジクロロエチレン
4 シス-1,2-ジクロロエチレン
5 クロロホルム
6 1,1,1-トリクロロエタン
7 四塩化炭素
8 1,2-ジクロロエタン
9 ベンゼン
10 トリクロロエチレン
11 1,2-ジクロロプロパン
12 ブロモジクロロメタン
13 1,2-ジクロロプロパン
14 トルエン
15 1,3-ジクロロプロパン
16 1,1,2-トリクロロエタン
17 テトラクロロエチレン
18 ジブロモクロロメタン
19 m.p-キシレン
20 o-キシレン
21 ブロモホルム
22 1-ブロモ-4-フルオロベンゼン
23 1,4-ジクロロベンゼン

図25 水道水をガスクロマトグラフィーで分析[23]

が水中の有機物と反応して主に塩素の発ガン物質を生成する。事実、分析により有害発ガン物質が多数検出されている (図 25)。

12 野菜・果物による発ガン物質の抑制

　食物は、人のガンの発生に非常に大きな影響をもつと考えられている。アメリカ移住の日本人のガンの発生状況がアメリカ型に変わる例は、よく知られている。野菜や果物の中にもさまざまな種類の突然変異原物質が含まれているし、食物の過不足それ自体がガンの発生に対し、促進的あるいは抑制的に作用することが知られている。

　野菜や果物には、突然変異原物質や発ガン物質の生成や作用を抑制する効果があり、亜硝酸とアミン化合物との反応によるニトロソアミン類、代表的なニトロソ化合物である N-メチル-N'-ニトロ-N-ニトロソグアニジン、AF 2、トリプトファンの焼き焦げに含まれる Trp-p-2、排気ガス中に含まれているベンゾピレンの活性を抑制することが明らかになっている。

表4　野菜・くだものによる発ガン物質の抑制率（％）〔文献24〕より引用〕

発ガン物質 野菜・くだもの	ベンゾピレン	AF-2	Trp-p-2	ニトロソグアニジン
ブロッコリー	40	15	91	30
ゴボウ	55	60	84	29
キャベツ	39	55	70	22
ニンジン	31	35	80	25
キュウリ	30	60	60	28

12 野菜・果物による発ガン物質の抑制

発ガン物質 野菜・くだもの	ベンゾピレン	AF-2	Trp-p-2	ニトロソグアニジン
ナ　　　　ス	21	35	79	25
コ　マ　ツ　ナ	35	31	75	30
タ　マ　ネ　ギ	30	32	35	21
ピ　ー　マ　ン	29	39	70	25
バ　レ　イ　シ　ョ	20	60	26	20
ダ　イ　コ　ン	28	32	49	19
ホウレンソウ	31	31	75	19
ト　マ　ト	42	45	46	20
ア　マ　ナ　ツ	30	21	20	19
リ　ン　ゴ	25	30	60	21
ハ　ッ　サ　ク	19	25	51	22
ハッサク菓皮	18	27	61	25
ハッサク袋	19	28	42	20

13 有機塩素系農薬中の発ガン物質

　一般に農薬といっても種類が多いが、殺虫剤、殺菌剤、植物成長剤、除草剤、害虫防除剤、防ダニ剤、有害微生物防除剤などが主なものである。成分的に最も多く使われているのが有機塩素系で、ハロゲン化炭化水素、ジアリールカルビノール、ハロゲン化ベンゼン類、ハロゲン化複素環類、天然塩素系、ハロアルキルチオイミド系などである。

　農薬は、経口的、経皮的、経気道的にいずれの経路からも吸収され、ガンを起こす恐れがあるが、経気道的の場合が吸収がよく、危険性が高い。とくに有機塩素系農薬は、分解や排泄されにくく、蓄積性があるため慢性中毒を経て、ガン発症に至ることが多い。有機塩素系農薬は、比較的揮発性が高いため、皮膚炎を起こしてガンになることも知られている。

　市販の有機塩素系農薬をガスクロマトグラフで分析したものを図26に示す。少なくとも、22種の成分が検出され同定されたが、この中の大半は発ガン物質である。農薬の使用には、細心の注意が必要といわざるをえない。

13 有機塩素系農薬中の発ガン物質

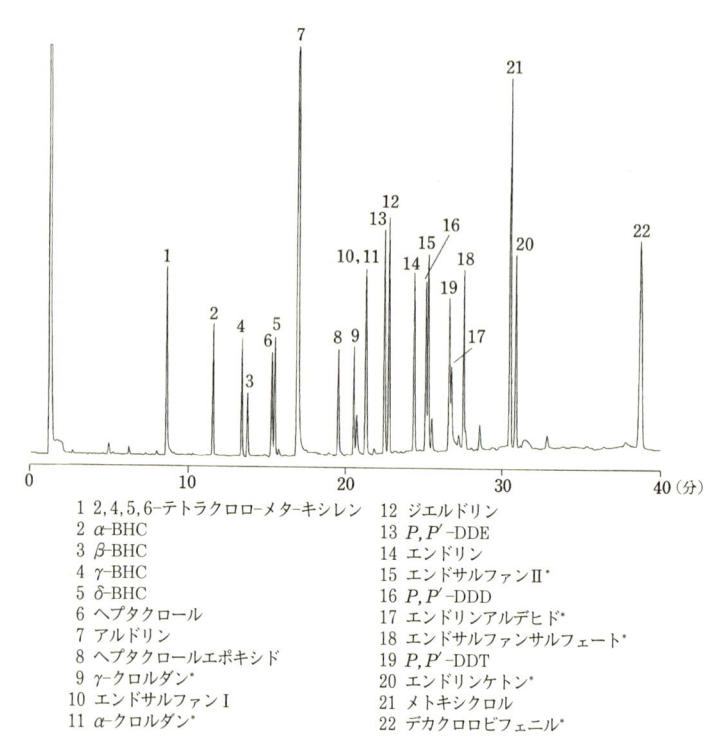

1 2,4,5,6-テトラクロロ-メタ-キシレン
2 α-BHC
3 β-BHC
4 γ-BHC
5 δ-BHC
6 ヘプタクロール
7 アルドリン
8 ヘプタクロールエポキシド
9 γ-クロルダン*
10 エンドサルファンⅠ
11 α-クロルダン*
12 ジエルドリン
13 P,P'-DDE
14 エンドリン
15 エンドサルファンⅡ*
16 P,P'-DDD
17 エンドリンアルデヒド*
18 エンドサルファンサルフェート*
19 P,P'-DDT
20 エンドリンケトン*
21 メトキシクロル
22 デカクロロビフェニル*

* 除草剤、農薬関係の物質は、ほとんど商品名で発売されている。そのため化学構造式が特定できなかった物質(同じ物質が別の商品名で発売されることもある)。本書では、詳細不明とした。

図25 市販の有機塩素系農薬をガスクロマトグラフで分析[25]

14 除草剤中の発ガン物質

　除草剤には、2,4-D のように植物ホルモン活性を有するものと、そうでない薬剤とに分類される。また、除草剤が植物に吸収され植物体内を移動して除草活性を示す移行型、および薬剤が付着した部分にだけ障害を与える接触型に分けられることもある。いずれにせよ、除草剤に含まれる化学薬剤は、莫大(ばくだい)な数にのぼる。フェノキシ酢酸系、安息香酸系、ハロゲン化脂肪酸系、カーバメート系、尿素系、複素環芳香族系、酸アミド系、ジフェニルエーテル系、フェノール系、ビピリジニウム系が代表例である。それらの中には、発ガンの疑いのあるものが多数含まれている。当然、生理的に未知なものが多い。図 27 に示したものは、市販の除草剤をガスクロマトグラフで分析したものである。この中には発ガンの疑いのあるものが多い。

14　除草剤中の発ガン物質

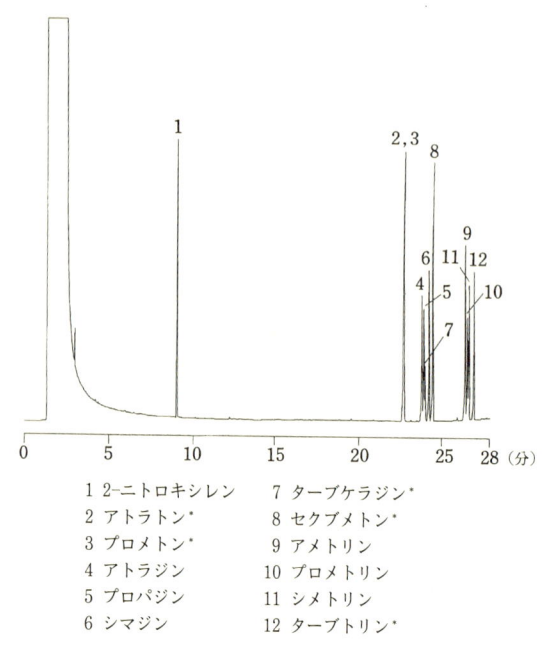

1　2-ニトロキシレン　　7　タープケラジン*
2　アトラトン*　　　　8　セクブメトン*
3　プロメトン*　　　　9　アメトリン
4　アトラジン　　　　10　プロメトリン
5　プロパジン　　　　11　シメトリン
6　シマジン　　　　　12　タープトリン*

＊　除草剤、農薬関係の物質は、ほとんど商品名で発売されている。そのため化学構造式が特定できなかった物質(同じ物質が別の商品名で発売されることもある)。本書では、詳細不明とした。

図27　市販の除草剤をガスクロマトグラフで分析[26]

15 ガンの初期症状

　ガンに特有な自覚症状はないが、次のような症状が現れ、2週間以上続いたらすぐに専門医に診てもらうのがよいとされている。自覚症状の出始めたガンは、やや進行している可能性はあるが、進行ガンでも、早期に発見することは治癒につながるからである。
① 胃の調子が悪く、食欲がなく嗜好が変わったりする（胃ガン）。
② 咳が続いたり、声がしわがれたり、血痰が出る（肺ガン、喉頭ガン）。
③ 血尿をみたり、排尿に異常がある（腎臓ガン、膀胱ガン、前立腺ガン）。
④ 飲みこむときに、のどにつかえる（食道ガン）。
⑤ 便に血や粘液が混じったり、便通に異常がある（大腸ガン、直腸ガン）。
⑥ しこりがある（乳ガン）
⑦ おりものや不正出血がある（子宮ガン）。
⑧ 治りにくい潰瘍がある（皮膚ガン、舌ガン）。
　ガンの治療の効果を判定するには、治療開始から満5年を経過して、ガンが再発せずに生存している割合である5年生存率をもちいる。胃ガン、大腸ガン、乳ガンでは、早期に発

見された場合、5年生存率はほぼ100％で、完全に治癒することがわかっている。

表5 ガンの初期症状〔文献17)〜33)より引用〕

胃 ガ ン	体重減少, 食欲不振, タール様の便, 食後の鈍痛, 吐き気, 食べ物の好みが急変する, ゲップが多くなる, 顔色が淡黄色になり, つやがなくなる
肺 ガ ン	血痰, 空せき, 顔面のむくみ, 胸痛, 手の親指の肥大, 男性は乳房がふくらむ
腎臓ガン	わき腹のしこり, 鈍痛, 赤色の血尿
膀胱ガン	血尿, 排尿困難, 頻尿, 痛み
喉頭ガン	声がかすれる, 食物をのみ下しにくくなる, 痛み
膵臓ガン	食欲不振, 体重減少, へその周囲のしこりと圧痛, 黄疸, 腰と背の痛み
甲状腺ガン	声がかすれる, 食物をのみ下しにくくなる, しこり
前立腺ガン	排尿困難, 頻尿, 血尿
子宮ガン	不正出血, 茶褐色ないしピンク色のこしけ
乳 ガ ン	胸や腕の痛み, 乳房のしこり, 乳首の変型, 転移部での発疹

16 発ガン物質の摂取許容量

　一般に、危険の目安として用いられているのが慢性毒性試験である。ただ、この試験によって得られた値は、人間でテストしたものではなく、平均寿命が2～3年と短く、短期間に毒性を測ることができるラットで行われたものである。さらに、ラットに与えられたエサの中には、試験目的の発ガン物質以外のものは含まれていない点である。つまり、このラットの実験では、実際の人間の日常生活で起こる他物質由来の複合汚染による相乗性や相加性といったファクターが加味されていない。表6に示した値は、体重1kg当たり1日の摂

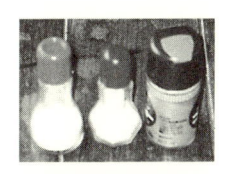

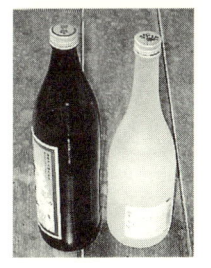

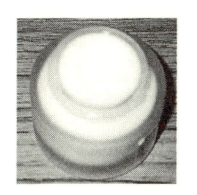

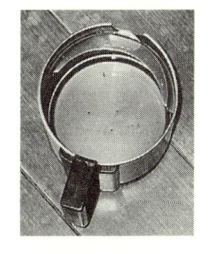

写真6　我々のごく身近に発ガン物質は数多く存在する。それらはごく微量であるので、すぐ発病ということはないが、長い年月をかけて我々の体内に蓄積されていく。そしてさまざまな要因とからみ合い、やがて発ガンに至る。調味料、化粧品中に発ガン性物質の危険はある。食用油が古くなると、発ガン物質がふえる。また、酒類が酸化されると、発ガン物質が発生する。

16 発ガン物質の摂取許容量

表6 各発ガン物質の日摂取許容量〔文献 34),35)より一部引用〕

発ガン物質	1日摂取許容量（$\mu g/kg/$日）
PCB	4
DDT	4
ディルドリン	0.1
カドミウム	1
γ-BHC	10
エンドリン	0.2
ヘプタクロール	0.3

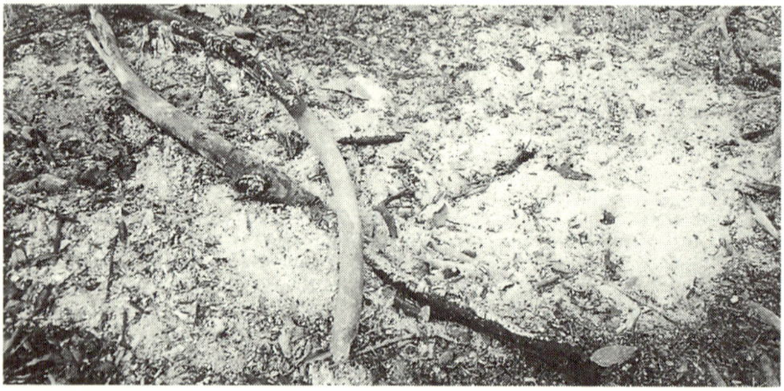

写真7 灰の中にも発ガン物質が含まれる

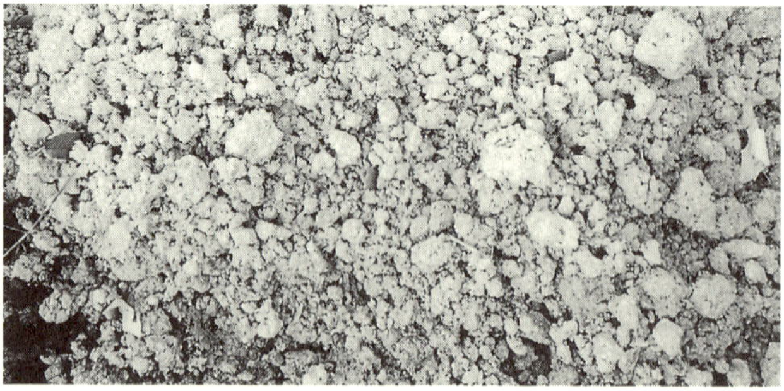

写真8 廃棄物の中にも発ガン物質が含まれる

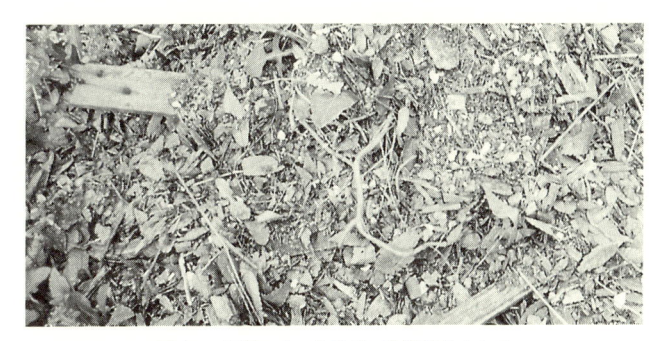

写真9　堆肥の中にも発ガン物質が含まれる

取許容量であり、これ以下だったら絶対安全という意味ではない。

関連用語解説

〔AF2〕

フリルニトロフリルアクリルアミドの略。突然変異原性化学物質。現在、最も広く使用されている食品用防腐剤。

〔DNA〕

遺伝子の本体。デオキシリボ核酸の略。デオキシリボヌクレオシドの糖(デオキシリボース)のヌクレオチドが3′,5′位の

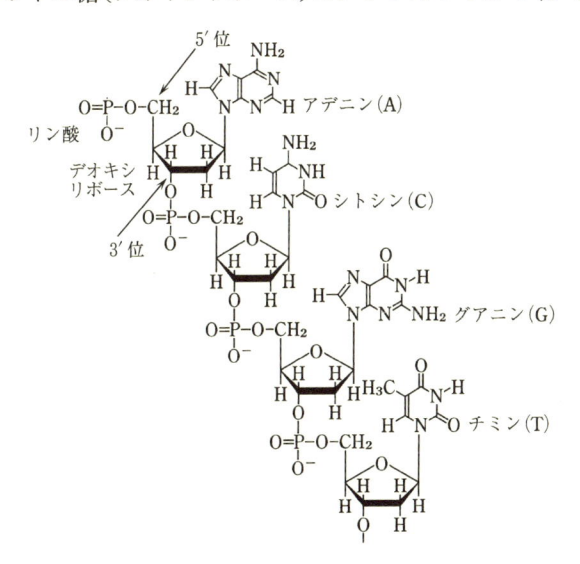

図28　DNAの構造

炭素についた OH 基のリン酸のジエステル結合によって鎖状に連らなった重合体である。DNA を構成している塩基は通常 4 種類で、プリンとしては、アデニン(A)、グアニン(G)、ピリミジンとしては、シトシン(C)、チミン(T)であるが、高等生物では、そのほか微量塩基も含まれる場合もある。

〔Gy〕

グレイ。放射線照射吸収量単位。100 rads＝1 Gy＝1 J/kg

〔ppm〕

parts par million の略。百万分率。100 万分のいくつにあたるかを示す。

〔RNA〕

リボ核酸の略。生体内の RNA は、一般に DNA を鋳型とし、その塩基配列を写しとって合成される(転写)。一部のウイルスでは RNA を遺伝子とするものがある。リボヌクレオチドの糖(リボース)のヌクレオチドが 3′,5′-位の炭素についた OH 基のリン酸のジエステル結合によって鎖状に連なった重合体。その塩基は、おもに 4 種類で、プリンとして、アデニン(A)、グアニン(G)の 2 種類、ピリミジンとして、シトシン(C)、ウラシル(U)の 2 種類が含まれ、ほかに何種類かの微量成分が含まれていることがある。

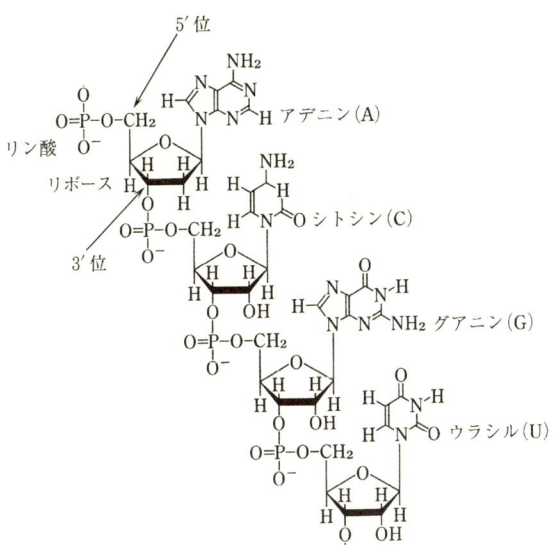

図29 RNAの構造

〔亜硝酸〕

HNO_2。希薄溶液だけが知られている。亜硝酸ナトリウムからつくるほか、硝酸にNOを反応させてつくることもできる。ニトロソ化剤、酸化剤、ジアゾ化反応の試薬としては、亜硝酸ナトリウムを原料とし、無機酸を加えて亜硝酸にして用いる。亜硝酸のアルキルエステルは、血管拡張剤として用いられる。

〔アンモニア性硝酸銀溶液〕

硝酸銀溶液に希アンモニア水を徐々に加えると、初めは白

濁するが、やがて褐色沈殿 Ag_2O（酸化銀）を生ずる。さらにアンモニア水を加えると Ag_2O が溶けて無色透明な溶液となるが、この状態がアンモニア性硝酸銀溶液である。成分は $[Ag(NH_3)_2]^+$ で、アルデヒド類を還元する。

〔王水〕

濃塩酸と濃硝酸とを約 3：1（体積比）で混ぜた溶液。強酸化剤。

〔還元雰囲気〕

ブンゼンバーナーのような、燃料ガスにあらかじめ空気を混ぜて燃焼させるガスバーナーでは、ノズルから吹き出した燃料ガスを空気孔から吸い込んだ空気と管内であらかじめ混ぜて管口で燃焼させる。その炎は、内炎と外炎に分かれるが、内炎は、水素、一酸化炭素、炭化水素の分解により生ずる炭素流などを含み還元性（本来は酸化された物質を元に戻す性質をいうが、一般に酸化の反対の過程を起こす性質）があるので還元炎、または還元雰囲気という。

逆に、外炎は、未反応の酸素、反応生成物である二酸化炭素や水蒸気をなどを含み、酸化性があるので酸化炎、または酸化雰囲気という。

〔グルタミン酸〕

酸性 α-アミノ酸の一つ。タンパク質構成アミノ酸として広

く分布し、一部はグルタミンの形で入っている。グルテン、カゼイン、大豆などの加水分解物や甜菜糖廃液より塩酸塩として分離する。発酵法としてもつくられる。分子式は、

$$HOOCCH_2CH_2CH(NH_2)COOH$$

〔クロトン油〕

トウダイグサ科の熱帯・亜熱帯低木で観葉植物のクロトンの種を圧搾して得られる油。淡黄色ないし褐色の粘質性液体。不快臭がして毒性が強い。クロロホルム、エーテル、酢酸などに易溶、アルコールに難溶。強力な下剤として用いられるが毒性が強い。反対刺激剤としても使用されることがある。獣医関係では、牛馬の下剤として用いられることもあるが、内服薬として使用するのは毒性が強くて危険。

ケン化度：210

ヨウド化度：110

〔クロマトグラフィー〕

クロマトグラフィーは、さまざまな分野で定性および定量分析法として、また分離、精製の手段として重要である。

各種の固体または気体を固定相とし、その一端に置いた試料混合物を適当な展開剤で移動させ（展開させるという）、その物質中各成分の移動速度差を利用してこれを相互分離する技術。クロマトグラフィーの系は、固定層と移動層の組合せによって構成される。

関連用語解説

　移動層が液体か気体かで液体クロマトグラフィーとガスクロマトグラフィーに分けらる。

　分離の機構により吸着クロマトグラフィー、分配クロマトグラフィー、イオン交換クロマトグラフィー、ゲルクロマトグラフィーに分けられる。

　また、固定相の形状から、カラムクロマトグラフィー、薄層クロマトグラフィー、ペーパークロマトグラフィーに分類される。

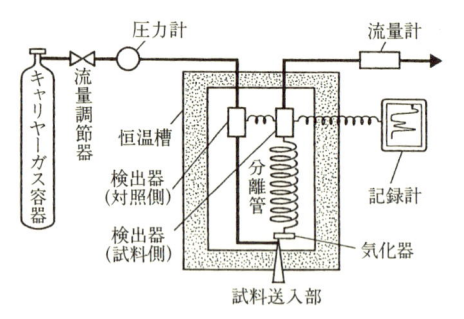

図30　ガスクロマトグラフの構造[36]

◇ガスクロマトグラフィー

　充填物を詰めた分離管内で、混合物を窒素やヘリウムなどのガスにより展開させて分離する方法。固定層に固体粒子を用いる場合を吸着ガスクロマトグラフィー、液体を相体として、コーティングした充填剤を分離管に詰めて用いる場合を、分配クロマトグラフィーと呼ぶ。非常に広い範囲の物質が分離でき、分離能が優れ、操作が簡単であり、

ごく微量分析が可能。

◇液体クロマトグラフィー

　移動層として液体を用いるクロマトグラフィー。分離の原理に基づいてイオン交換クロマトグラフィー、分配クロマトグラフィー、吸着クロマトグラフィー、アフィニティクロマトグラフィーなどに分類される。また操作方法により、流下法、上昇法、遠心法、フラッシュ法、高速液体クロマトグラフィーなどに分けられる。

◇薄層クロマトグラフィー

　シリカゲル、アルミナ、セルロースなどの粉末吸着剤を焼きセッコウなどと練り合わせてガラス板やアルミニウム板に固着させた薄層を固定相とするクロマトグラフィー。TLCと略する。一般に展開時間が短く、分離能率がよい。有機化学実験で反応生成物の定性分析や少量混合物の分離などに多用される。無機吸着剤は試薬や熱で変化しにくいので、いろいろな検出反応が使える利点がある。

〔酵素〕

　生物体内で起こるいろいろな物質交代やエネルギー交代における化学反応は、本質的には試験管内の反応と全く同じである。しかし、生体内では、常温でしかも安全にかなり速く反応が進行する。これは、生体内の化学反応のほとんどすべ

てに酵素というものが関係していて、反応を触媒するからである。酵素の本体は、タンパク質で、生物体内の化学反応を順調に進める生体触媒であり、遺伝子(DNA)の支配を受け、原形質で合成される高分子化合物である。

〔再結晶〕

　結晶性物質の精製法の一つで、適当な溶媒に高温で試料を十分に溶かして飽和溶液をつくり、高温のままろ過する。ろ液を冷却し、析出した結晶をろ過、乾燥する。多くの不純物は、高温の母液中に残る。

〔ジオール体〕

　隣あう2つのOH基をもつ化合物。たとえば、

$$\begin{array}{cc} OH & OH \\ | & | \\ -C- & -C- \end{array}$$

〔昇華性〕

　固体が液体になることなく直接に気体になる性質のこと。ナフタレンやドライアイスがその例である。

〔セラミックス〕

　ギリシャ語のKeramosに由来する。一般的な意味でセラミックスという場合には無機・非金属製品で、製造または使用時

に高温を受けるものであるが、プロセスを主体的に見て金属酸化物、ホウ化物、炭化物、窒化物、あるいはこれらの混合物や化合物の焼結体も含めている。

〔セリン〕

β-ヒドロキシアラニンで、オキシα-アミノ酸の一つ。タンパク質の構成アミノ酸として広く分布し、絹のセリシンには30％以上含まれている。カゼイン中には、ホスホセリンとして存在する。絹セリシンの加水分解物からp-ヒドロキシアゾベンゼン-p-スルホン酸塩として分離する。アルカリで分解しやすい。分子式は、$HOCH_2CH(NH_2)COOH$である。

〔タール〕

有機物の熱分解で生ずる黒色または褐色の粘稠な油状瀝青物質の総称。主成分は、炭化水素であるが、酸性物質および塩基性物質が含まれている。石炭からはコールタール、木材から木タールができる。

〔呈色分析〕

目で見て色の変化が明らかな反応を利用した分析をいう。主として水溶液中で無色の溶液が反応によって発色するか、あるいは色の変化を生ずる。イオンの定性分析、比色分析、定量分析、はん点分析などがある。

〔潮解性〕

固体の塩が大気中から水蒸気を取り込み、終局的にその塩の不飽和水溶液ができる現象。すなわち、飽和溶液の示す蒸気圧がその時の大気中の水蒸気圧より小さい場合に起こり、しかも例外なく塩は、水に易溶性のものである。塩化カルシウムがその代表例である。

〔同族体〕

同族列(分子式において CH_2 の数が異なる有機化合物の系列)中の各化合物を互いに同族体という。一般に化学的性質が類似し、物理的性質は CH_2 数に応じて変化する。

〔トリプトファン〕

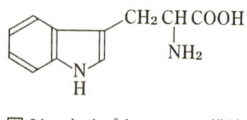

図31 トリプトファンの構造

β-(3-インドール)アラニン。タンパク質構成アミノ酸として広く分布しているが、個々の含量は多くない。カゼインのアルカリ加水分解物やパンクレアチンなどの酵素分解物から硫酸第二水銀複塩として分離される。発酵法によってもつくられる。

〔半致死量(LD_{50})〕

Lethal dose 50 の略。汚染物質の急性毒力の表示法の一つ。その薬剤を投与した動物群の 50% が致死する容量。普

通 mg/kg 体重で表される。

〔ヒストン〕

単純タンパク質の一つ。DNA と結合してヌクレオヒストンとして高等動物のほとんどすべての細胞核中に存在する塩基性タンパク質。分子量は 1 万〜2 万 5 000 で、構成アミノ酸にはアルギニンとリジンが多い。ヒストンは、生体内でアセチル化、リン酸化、メチル化など種々の化学修飾を受ける。この修飾により DNA との結合やヌクレオヒストンの構造が変化し、DNA の転写や複製が制御されると考えられている。

〔ピッチブレンド〕

化合式は UO_2 で、トリアン石(ThO_2)、セリアン石(CeO_2)と共生している。閃ウラン鉱ともいう。花崗岩、ペグマタイト、高温熱水スズ鉱床、熱水 Co-Ni-Bi-Ag-As 鉱床、熱水硫化物鉱床中に産する。天然産の組成は、UO_2〜U_3O_8、放射能の自然壊変、酸化により UO_3 が共存する。また自然壊変の安定原子である Pb を常に含有する。ピッチブレンドはウランの主要な鉱石鉱物。

〔フォルボールエステル〕

発ガンプロモーターの中では、とくにフォルボールエステル(12-0-テトラデカノイル-フォルボール-13-アセテート, TPA)が活性が強く、広範に研究されている。フォルボールエステ

ルは、クロトン油(マレー原産で、トウダイグサ科の熱帯・亜熱帯低木観葉植物の樹液)の中に存在する一群の活性物質である。皮膚ガンにとくに顕著なプロモーターとしての作用を示す。また、フォルボールエステルは、ガンの促進はもちろん、細胞分化に対する修飾性、炎症に見られる脱分化現象、化生現象など広範囲な生物学的作用が知られている。フォルボールエステルは、DNA合成を促進したり、細胞密度を高めたり、細胞表面構造や膜レセプターを変化させたり、混合リンパ球反応阻害などの作用も知られている。

フォルボールエステルの正式名称は、
$4\beta,9\alpha,12\beta,13\alpha,20$-Pentahydroxytiglia-1,6-diene-3-one12β-myristate 13-acetate で、分子式は $C_{36}H_{56}O_8$ である。

〔分光光度計〕

分光器(光のスペクトルを得る装置)で得られるスペクトルの強度分布を光電管、光センサーなどを用いて電気的に測定する装置。波長領域により赤外、可視紫外、遠紫外などに分類され、吸収、発光、反射、蛍光などの測定に用いる多種類のものがある。分光方式によって格子、プリズム、フィルターの名を冠して呼ばれる。化学分析の目的には簡易型が用いられることが多い。

〔免疫〕

はしかなどの病気では、一度病気にかかると再びその病気

にかかることが少なくなる。このような現象を免疫という。免疫が起こるのは、病原体が体内に入ると、血清などの中にその病原体とだけ結合する物質ができて病原体の作用を止めるからで、このような物質を抗体と呼ぶ。

〔リソゾーム〕

　細胞内小器官の一つで、一群の加水分解酵素を含み、消化活動を営む。リソゾーム中には、現在 50 種近い加水分解酵素が含まれている。リソゾームを一次、二次リソゾームに大別すると、一次リソゾームは一重膜に囲まれた直径 $0.4\,\mu m$ の小胞で均一の顆粒を含んでいる。リソゾームの中に含まれている酵素は、リボソームで合成され、ゴルジ体から分かれて一次リソゾームになる。二次リソゾームは一次リソゾームが食作用により摂取したものを含む貪食胞と融合したものであり、摂食物の消化を行う。

文献

1) 山村雄一・杉村隆編：がん、蛋白質核酸酵素(臨時増刊), vol.23, No.6, 共立出版(1978)
2) 日本化学会編：化学と工業, p.108, 第33巻, 7号, 共栄通信社(1980)
3) 石館守三編：生活環境と発がん、大気、水、食品, 朝倉書店(1979)
4) 前掲2), p.106
5) 前掲2), p.102
6) 南山堂医学大辞典(第1版), p.1406, 南山堂(1993)
7) 篠原和毅：ここまでわかった野菜とくだものがガンを予防するわけ, 医食同源の最新科学(「現代農業」臨時増刊), p.23, (社)農山漁村文化協会(1993)
8) 岩波理化学辞典(第4版), p.754, 岩波書店(1987)
9) 化学辞典(初版), p.943, 森北出版(1981)
10) 前掲2), p.107
11) 前掲2), p.109
12) 広野巌：癌 '81'(「代謝」18巻臨時増刊), p.775, 中山書店
13) 日本化学会編：化学と工業, p.767, 第37巻, 11号, 共栄通信社(1984)
14) 特集／待ったなし！ダイオキシン対策, トリガー, p.11, vol.16, No.13, 日刊工業新聞社(1997.12)より引用
15) 前掲9), p.1209
16) 山本万里：お茶飲む門に福来たる―ガン、アレルギーから虫歯まで防ぐ百薬の長お茶, 医食同源の最新科学(「現代農業」臨時増刊), pp.106-107, (社)農山漁村文化協会(1993)
17) 小國伊太郎・原征彦著：お茶はこんなに効く―ガン・成人病予防のために, p.64, 中日新聞本社(1989)
18) 日本化学会編：放射線と人間社会, 化学と工業, p.45-47, 第46巻, 11号, 共栄通信社(1993)より引用
19) 前掲18), p.30 より引用
20) 島津GLCセンター：総合カタログ30, p.77(1997)より引用
21) 前掲21), p.83 より引用
22) 島津製作所：島津ガスクロマトグラフ質量分析計GCMS-QP5050A, pp.12 より引用
23) 前掲22), p.13 より引用
24) 前掲7), p.24-25
25) 前掲20), p.14 より引用
26) 前掲20), p15 より引用

27) 前掲 6), p.75 より引用
28) 前掲 6), p.624 より引用
29) 前掲 6), p.642 より引用
30) 前掲 6), p.780 より引用
31) 前掲 6), p.1146 より引用
32) 前掲 6), p.1456 より引用
33) 前掲 6), p.1524 より引用
34) 竹内一豊監修, 明日の健康を考える会編著：飲み水が危ない―この危機からどう身を守るか, p.221, 徳間書店(1984)
35) 前掲 9), p.1136
36) 前掲 8), p.391 より引用

おわりに

　発ガン物質を人工的に合成したり、その性質を調べるようになって、すでに 20 数年が経過した。発ガン物質とのつき合いが一番長いというわけであるが、相手は物騒でなかなか手ごわい輩たちである。一筋縄では取扱いにくいものであるが、そのためか最近は愛着が湧いてきている。

　文明が発達するにつれて新規な化合物が合成され、発ガン物質は年ごとに増えている。しかも新規の発ガン物質物質が次々に現われているのは不気味である。化石燃料の燃焼物からは、無数の発ガン物質が発生しているし、天然物や食品の中にも思わぬものに発ガン性があったりして、その分類は実に複雑で広範囲にわたる。発ガン物質はニトロソアミンやニトロソウレアのように熱や光に敏感で不安定なものが多いが、なかには多環芳香族炭化水素やダイオキシンのように常識を超えて安定なものもある。

　本書では、身の回りに存在するものの中の発ガン化学物質について重点的に述べてみた。多少専門的になったかもしれないが、これらの知識が読者の方々の安全で安心できる快適な生活の助けになれば幸いと思っている。

　本書を編集するに際しては、技報堂出版(株)の城間美保子氏の助言と指導を得られたことは大きな喜びであった。さらに小巻慎氏にもこの場をかりて心より感謝の意を表したい。

2001年6月　著者

索　引

AF 2　125
BHC　86
DNA　125
Glu-p-1　7
Glu-p-2　7
Gy　126
LD_{50}　134
PCB　93
p', p'-DDD　88
p', p'-DDE　88
p', p'-DDT　88
ppm　126
RNA　126
TEF　95
Trp-p-1　7
Trp-p-2　7
δ-BHC　87

≪あ≫
アクリルアミド　56
アクリル酸エチル　68
アクリルニトリル　56
アザチオプリン　73
亜硝酸　8, 127
アスベスト　50
アセトアミド　56
アセトアルデヒド　56
アゾ色素　37
アゾベンゼン　38
アトラジン　89
o-アニシジン　57
アニリン　57
アフラトキシン B　49
アフラトキシン G　49
p-アミノアゾベンゼン　38

3-アミノ-1H-1,2,4-トリアゾール　57
アメトリン　90
アルドリン　87
アンモニア性硝酸銀溶液　127

≪い≫
イニシエーション　16
イニシエーター　16
インデノ[1,2,3-cd]ピレン　47

≪え≫
液体クロマトグラフィー　131
エストロン　51
エチルエタノールニトロソアミン　23
N-エチル-N-ニトロソウレア　32
N-エチル-N'-ニトロ-N-ニトロソグアニジン　34
塩化 β-メタリル　70
塩化アリル　57
塩化エチリデン　68
塩化カドミウム　60
塩化ヒドラジニウム　70
塩化ビニル　81
塩化ベンジル　58
エンドリン　88

≪お≫
王水　128
オーラミン　72

≪か≫
ガスクロマトグラフィー　130
カドミウム　59

索引

カフェー酸　50
還元雰囲気　128

≪き≫
キサントトキシン　53
キシリジン　77
m-キシレン　85
o-キシレン　86
p-キシレン　85
究極発ガン物質　18
近位発ガン物質　18

≪く≫
クペロン　64
クリセン　45
グルタミン酸　128
クレオソート　51
m-クレゾール　63
o-クレゾール　63
p-クレゾール　63
クロトンアルデヒド　64
クロトン油　129
クロマトグラフィー　129
クロム　61
クロム酸カリウム　75
クロム酸バリウム　58
クロラムフェニコール　50
p-クロロアニリン　60
p-クロロフェノール　61
クロロベンゼン　82
クロロホルム　61

≪け≫
ゲルマニウム　68

≪こ≫
酵素　131
3,3′,4,4′,5-五塩化物　95
コバルト　62

≪さ≫
再結晶　132
酢酸ゲラニル　68
サッカリン　75
サフロール　53
酸化カドミウム　60
酸化クロム　62
酸化ニッケル　72
酸化雰囲気　128

≪し≫
4,4′-ジアミノジフェニルメタン　64
ジイソプロパノールニトロソアミン　22
ジエタノールニトロソアミン　23
ジエルドリン　87
2,3,7,8-四塩化ダイオキシン　95
ジオール体　131
1,4-ジオキサン　67
1,1-ジクロロエタン　81
1,2-ジクロロエタン　65
1,1-ジクロロエチレン　83
2,4-ジクロロフェノキシ酢酸　65
1,2-ジクロロプロパン　84
1,3-ジクロロプロパン　84
1,4-ジクロロベンゼン　82
ジクロロメタン　83
シス-1,2-ジクロロエチレン　83
5,5-ジフェニルヒダントイン　67
1,2-ジブロモエタン　64
1,2,5,6-ジベンゾアントラセン　45
ジベンゾ$[a,h]$ピレン　47
ジベンゾ$[a,i]$ピレン　47
脂肪族炭化水素　9
シマジン　90
N,N-ジメチルヒドラジン　66
9,10-ジメチル-1,2-ベンゾアントラセン　46

N,N-ジメチルホルムアミド　66
シメトリン　91
重クロム酸ナトリウム　77
臭素酸カリウム　74
縮合多環炭化水素　9, 41
昇華性　132
除草剤中の発ガン性物質　117

≪す≫
水酸化ニッケル　72
水道水中の発ガン物質　109
スダンⅢ　39
スチレン　76

≪せ≫
セラミックス　132
セリン　133

≪そ≫
臓器特異性　15

≪た≫
タール　133
ダイオキシン　93
　——の基本骨格　94
大気中の発ガン物質　109
多環芳香族炭化水素　9, 41
炭酸カドミウム　59

≪ち≫
チオアミド　78
チオ尿素　76
潮解性　134

≪て≫
呈色分析　133
ディルドリン　89
1,1,2,2-テトラクロロエタン　79
テトラクロロエチレン　79

2,4,5,6-テトラクロロ-メタ-キシレン　86
4,4′-テトラメチルジアミノジフェニルメタン　78
天然発ガン物質　49

≪と≫
同族体　134
毒性等価係数　95
突然変異　18
　——テスト　19
トランス-1,2-ジクロロエチレン　83
1,1,1-トリクロロエタン　84
1,1,2-トリクロロエタン　78
トリクロロエチレン　81
2,4,6-トリクロロフェノール　77
トリパンブルー　39
トリプトファン　134
トリベンゾ[*a,e,i*]ピレン　47
o-トルイジン　78
トルエン　85

≪に≫
二級アミン　97
二クロム酸カリウム　76
ニトリロ三酢酸　80
2-ニトロキシレン　89
4-ニトロキノリン-*N*-オキシド　80
ニトロソアミン　97
ニトロソアミン類　22, 105
ニトロソウレア類　31
N-ニトロソ化合物　21
ニトロソグアニジン類　34
N-ニトロソジエチルアミン　25
N-ニトロソジフェニルアミン　30
N-ニトロソジ-*n*-ブチルアミン　25

索 引

N-ニトロソジ-n-プロピルアミン
　　　　　　　　　　26
N-ニトロソジメチルアミン　24
N-ニトロソピロリジン　27
N-ニトロソ-t-ブチルエチルアミン
　29
N-ニトロソ-N-メチルアニリン
　　　　　　30
ニトロソメチルエチルアミン　31
N-ニトロソ-N-メチルベンジルアミン　29
ニトロソモルホリン　28
1-ニトロピペリジン　27
2-ニトロプロパン　74

≪は≫
薄層クロマトグラフィー　131
発ガン物質　15
半致死量　134

≪ひ≫
ヒストン　135
ピセン　46
ピッチブレンド　135
ヒドラジン　69
ピレン　2
ピロリ菌　6

≪ふ≫
フェニルヒドラジン　73
o-フェニレンジアミン　73
フォルボールエステル　135
ブタキロサイド　54
1,3-ブタジエン　83
2-ブタノン　81
N-n-ブチル-N-ニトロソウレア
　　　　　　　33
n-ブチル-n-ブタノールニトロソアミン　24
フルオロベンゼン　81

プロゲステロン　52
プロパジン　90
6-プロピル-2-チオウラシル　74
N-n-プロピル-N-ニトロソウレア
　　　　　　　32
N-n-プロピル-N'-ニトロ-N-ニトロソグアニジン　35
プロピレンオキシド　75
プロメトリン　90
プロモーション　16
プロモーター　16
2-ブロモ-1-クロロエタン　82
ブロモジクロロメタン　84
1-ブロモ-4-フルオロベンゼン
　　　　　　　86
ブロモホルム　59
分光光度計　136

≪へ≫
ヘキサクロロエタン　69
ヘキサクロロシクロヘキサン　86
ヘプタクロール　87
ヘプタクロールエポキシド　87
ベンゼン　58
ベンゾ[a]アントラセン　47
ベンゾ[g]クリセン　47
ベンゾピレン　1
ベンゾ[a]ピレン　45
　——の生成反応　10
　——の発ガン機構　11
ベンゾ[b]フルオランテン　47
ベンゾ[j]フルオランテン　47

≪ほ≫
芳香族炭化水素　9
ポンソー3R　39

≪ま≫
マイトマイシンC　51

≪み≫
ミヒラーケトン　72

≪む≫
無水亜ヒ酸　58
無水クロム酸　62

≪め≫
メタンスルホン酸メチル　71
N-メチル-N-アミルニトロソアミン　26
メチルイエロー　38
20-メチルコランスレン　46
6-メチル-2-チオウラシル　71
N-メチル-N-ニトロソウレア　31
N-メチル-N'-ニトロ-N-ニトロソグアニジン　34
メトキシクロル　89
メトロニダゾール　71
免疫　136

≪ゆ≫
有機塩素系農薬中の発ガン物質　115

≪よ≫
ヨウ化メチル　70

≪り≫
リソゾーム　137
硫化カドミウム　60
硫酸ジエチル　65
硫酸ジメチル　66
硫酸ヒドラジニウム　70

≪れ≫
レセルピン　52

≪ろ≫
ローザニリン　73

≪わ≫
ワラビの発ガン物質　54

著者紹介

酒井　弥（さかい みつる）

昭和11年	福井県に生まれる
昭和36年	大阪大学理学部大学院修士課程修了
昭和38年	大阪大学産業科学研究所勤務。理学博士
昭和41年	文部省在外研究員としてカリフォルニア大学留学
昭和45年	アルバータ大学主任研究員
昭和49年	アルバータ大学石油化学研究所講師
昭和51年	花筐酒造株式会社代表取締役
昭和52年	酒井理化学研究所主宰
	（福井，金沢，東京，熊本，ロスアンゼルス，モスクワに研究所）

専　　門：理論有機化学，合成化学，高分子など
主な著書：『おもしろい不思議いろいろ』（十三日会）
　　　　　『やはり野に置け，れんげそう』（しんふくい出版）
　　　　　『エコロジーおもしろ発明工房』（能登印刷出版）
　　　　　『おもしろ発明工房，災害特集』（ヨシダ印刷）
　　　　　『高カルシウム作物をつくるピロール農法』（農山漁村文化協会）
　　　　　『食卓革命―高カルシウム作物のはなし』（晩聲社）
　　　　　『ラン藻で環境がかわる―劇的！／農薬・ダイオキシン分解も』（技報堂出版）
　　　　　『黒体の不思議―21世紀の新素材』（技報堂出版）
　　　　　『暮らしのセレンディピティ―環境にやさしい裏ワザ』（技報堂出版）

発ガン物質のはなし　　　　　　　　定価はカバーに表示してあります

2001年9月14日　1版1刷発行　　　　ISBN 4-7655-4426-5　C1347

著　者　酒　井　　　弥

発行者　長　　祥　　隆

発行所　技報堂出版株式会社

〒102-0075　東京都千代田区三番町 8-7
　　　　　　（第25興和ビル）
電　話　営業　（03）(5215) 3 1 6 5
　　　　編集　（03）(5215) 3 1 6 1
FAX　　　　　（03）(5215) 3 2 3 3
振　替　口　座　　00140-4-10

日本書籍出版協会会員
自然科学書協会会員
工　学　書　協　会　会　員
土木・建築書協会会員
Printed in Japan

Ⓒ Mitsuru Sakai, 2001　　　装幀 海保 透　　印刷 東京印刷センター　　製本 鈴木製本
落丁・乱丁はお取替えいたします
本書の無断複写は，著作権法上での例外を除き，禁じられています。

はなしシリーズ B6判・平均200頁

第1列
- 土のはなしI〜III
- 粘土のはなし
- 水のはなしI〜III
- みんなで考える飲み水のはなし
- 水道水とにおいのはなし
- 水と土と緑のはなし
- 緑と環境のはなし
- 海のはなしI〜V
- 気象のはなしI・II
- 極地気象のはなし
- 雪と氷のはなし
- 風のはなし
- 人間のはなしI〜III
- 日本人のはなしI・II
- 長生きのはなし
- あなたの「頭痛」や「もの忘れ」は大丈夫?
- 生物資源の王国「奄美」
- 環境バイオ学入門
- 帰化動物のはなし
- クジラのはなし
- 鳥のはなしI・II
- 虫のはなしI〜III
- チョウのはなしI・II
- ミツバチのはなしI・II
- クモのはなしI・II

第2列
- ダニのはなしI・II
- ダニと病気のはなし
- ゴキブリのはなし
- きき酒のはなし
- シルクのはなし
- 天敵利用のはなし
- 頭にくる虫のはなし
- 魚のはなし
- 水族館のはなし
- ↑↓→のはなし(さかな)
- ↑↓→のはなし(虫)
- ↑↓→のはなし(鳥)
- ↑↓→のはなし(植物)
- フルーツのはなしI・II
- 野菜のはなしI・II
- 米のはなしI・II
- 花のはなしI・II
- ビタミンのはなしI・II
- 栄養と遺伝子のはなし
- キチン、キトサンのはなし
- パンのはなし
- 酒づくりのはなし
- ワイン造りのはなし
- 吟醸酒のはなし
- なるほど!吟醸酒づくり
- ビールのはなし

第3列
- ビールのはなしPart2
- 酒と酵母のはなし
- きき酒のはなし
- 紙のはなしI・II
- ガラスのはなしI・II
- 光のはなしI・II
- レーザーのはなし
- 色のはなしI・II
- 火のはなしI・II
- 熱のはなし
- 刃物はなぜ切れるか
- 水と油のはなし
- 黒体のふしぎ
- 暮らしの中の化学技術のはなし
- 暮らしのセレンディピティ
- 図解コンピュータのはなし
- なぜ?電気のはなし
- エレクトロニクスのはなし
- 電子工作のはなしI・II
- IC工作のはなし
- 太陽電池工作のはなし
- トランジスタ工作のはなし
- ロボット工作のはなし
- コンクリートのはなしI・II
- 石のはなし

第4列
- 橋のはなしI・II
- ダムのはなし
- 都市交通のはなしI・II
- 街路のはなし
- 道のはなしI・II
- 道の環境学
- ニュー・フロンティアのはなし
- 江戸・東京の下水道のはなし
- 公園のはなし
- 船のはなし
- 機械のはなし
- 飛行のはなし
- 操縦のはなし
- システム計画のはなし
- 発明のはなし
- 宝石のはなし
- 貴金属のはなし
- デザインのはなしI・II
- 数値解析のはなし
- オフィス・アメニティのはなしI・II
- マリンスポーツのはなしI・II
- 温泉のはなし

MEMO

MEMO

MEMO

MEMO